おべんきょ抗菌薬

医療関連感染と抗菌薬のお話

感染管理おべんきょブックス 2

監修　森澤雄司
自治医科大学附属病院・感染制御部長，准教授
感染症科（兼任）科長・総合診療内科（兼任）副科長

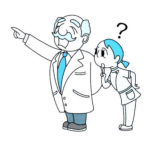

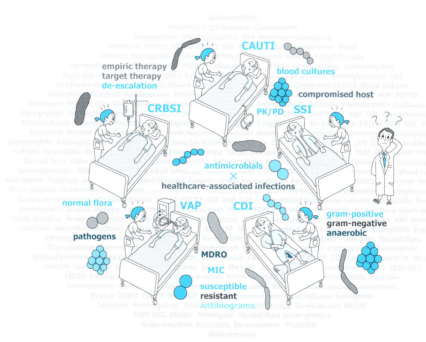

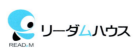

JN155892

監修のことば

　お待たせしました！「感染管理おべんきょブックス」の第2弾！「おべんきょ抗菌薬－医療関連感染と抗菌薬のお話」アウト・なう！

　このシリーズは，感染防止対策に取り組み，日々多忙をきわめる現場の皆さんが，多忙な中でも勉強したいと考えておられる，その熱意にお応えするためのシリーズです。今回は抗菌薬，特に医療関連感染症の治療を中心に取り上げました。

　感染症診療は，やはり"治療"という範疇に属するために医師としてのトレーニングによって身に着けるべき"診断"というプロセスを避けては通れません。患者さんの病態を把握して，しかるべき鑑別診断を挙げ，論理的な臨床推論によって"臨床診断 working diagnosis"に至る道のりは少し馴染みのないところかもしれません。しかし，感染防止対策に携わっている皆さんはサーベイランスを通じて医療関連感染症の知識を身に着けておられることと思います。もちろん，診断基準に基づくサーベイランス診断と臨床推論に基づく臨床診断は，そのプロセス，考え方も，実際の対応においても根本的に異っている訳ではありますが，そこはそれ，皆さんの豊富な臨床経験に裏打ちされた"キラリと"輝くセンスが補って下さるものと堅く信じています。感染防止対策を担当する皆さんが医療関連感染症を嗅ぎつけたとき，適切な抗菌薬の知識があれば，鬼に金棒，弁慶に薙刀，パイナップルペンにアップルペンとなることでしょう。この本の狙いはそこにあります。

　抗菌薬の適正使用とは，"抗菌スペクトルの狭い抗菌薬を出来るだけ少なく出来るだけ短い期間で"なんてナイーブな話ではなく，患者さんがきちんと治り，副作用や無駄な医療費をかけず，かつ耐性菌が跳梁跋扈するリスクも出来るだけ小さくすることを目指さなければなりません。この本，「おべんきょ抗菌薬」はそんな抗菌薬適正使用を目指す皆さんが最初の一歩を踏み出すきっかけになってくれるのではないかと考えています。「抗菌薬がちょっと苦手な」ICN ハテナさんと，いつものように「通りすがり」のコーキン博士のやり取りから楽しく「おべんきょ」していただけますように。

2017年2月

森澤雄司

自治医科大学附属病院・感染制御部長，准教授
感染症科（兼任）科長，総合診療内科（兼任）副科長
栃木地域感染制御コンソーティアム TRIC'K' 代表世話人

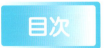

Part 1　臨床で必要な抗菌薬の理解

1 抗菌薬の理解が必要なワケ　　6
1. なぜ医師以外の医療スタッフも抗菌薬の理解が必要か　　7
2. 医療関連感染と抗菌薬治療　　8

2 医師が行う抗菌薬治療のプロセス　　12
1. 臨床診断　　15
2. 微生物学検査－培養・グラム染色　　15
3. 初期治療－エンピリック・セラピー　　17
4. 培養結果の検討　　19
5. 標的治療－原因菌を絞った治療　　19

3 臨床で知っておきたい抗菌薬の3要素

❶ 抗菌スペクトル　　22
1. 細菌を3つのグループに分ける　　22
2. 広域スペクトルと狭域スペクトル　　26

❷ 感受性と耐性　　29
1. 耐性と耐性傾向　　29
2. 感受性・耐性の評価　　31
3. MIC（最小発育阻止濃度）　　32
4. ブレイクポイント　　33
5. アンチバイオグラム　　34
6. 多剤耐性菌について　　35

❸ 血中濃度　　40
1. 薬物動態（PK）と薬力学（PD）　　41
2. 抗菌薬の濃度依存性と時間依存性　　44
3. 安全性と用量調節　　46

4 抗菌薬療法のバックボーン　　49
1. 抗菌薬はいくつかの系統に分かれている　　50
2. 細菌の増え方　　51
3. 細菌に対する抗菌薬の効き方　　53
4. 選択毒性について　　55

Part 2　医療関連感染 vs 抗菌薬

1 カテーテル関連血流感染と抗菌薬　57
1. カテーテル関連血流感染の概要　57
2. 初期治療－エンピリック・セラピー　61
3. 標的治療　66

2 カテーテル関連尿路感染と抗菌薬　68
1. カテーテル関連尿路感染の概要　70
2. 初期治療－エンピリック・セラピー　73
3. 標的治療　74

3 手術部位感染と抗菌薬　75
1. SSIの概要　75
2. SSIに対する抗菌薬予防投与の適応　78
3. 予防投与する抗菌薬の選択基準　79
4. 予防投与のタイミングと投与期間　82
5. 予防投与の投与量　84
6. SSIの治療　84

4 人工呼吸器関連肺炎と抗菌薬　87
1. VAPの概要　89
2. 初期治療－エンピリック・セラピー　91
3. 人工呼吸器関連気管気管支炎（VAT）　93

5 クロストリジウム・ディフィシル感染症と抗菌薬　94
1. クロストリジウム・ディフィシルとは　96
2. クロストリジウム・ディフィシル感染症（CDI）の概要　99
3. 初期治療　101
4. 再発例の対応　102

- 参考文献　104
- 巻末資料　105
- 索引　112

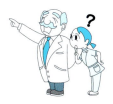

Part 1 臨床で必要な抗菌薬の理解

1 抗菌薬の理解が必要なワケ

学習キーワード

医療関連感染（HAI）／細菌感染症／治療／抗菌薬／患者背景／デバイス／侵襲的処置／基礎疾患／日常ケア／気づき

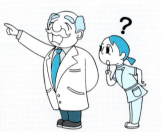

コーキン博士　　ハテナちゃん

　とある病院で感染対策のお仕事を始めた新米ICNのハテナさん。しかし彼女の頭の中はいつも感染対策の？マークがい〜っぱい。今日も感染対策室で首をかしげながら「ハテ〜，ハテ〜」とやっています。するとそこへ一人のオジサンがやって来ました。白衣は来ているものの病院では見かけない顔で，どう見ても絶対的に怪しいオジサンが部屋のドアを開けて，いきなり話かけてきました。

　　どーも！私は通りすがりのコーキン博士です！
　　あなたはどちらさん？

　　私はICNのハテナです。

　　お〜っ，インフェクション・コントロール・ナースさんですか！

　　お見かけしない顔ですが，何かご用ですか？

　　いや〜，部屋の前を通りかかったら，何やら疑問に満ち満ちた重々し〜い空気が廊下まで漂っていたもので，ついドアをノックしてしまいま

😊 した。私でよければ相談に乗りますよ。きっとICNのハテナさんのお役に立てると思います。実は私，感染症にはちょいと詳しいので。

🙂 じゃあ抗菌薬のこともですかぁ？

😊 ほぉ～，抗菌薬のことが知りたいのですか？そうですか。そうですか。あなたは大変運がいい。抗菌薬は私の得意中の得意分野なのです。はい。

🙂 私はこの病院でICNとして感染対策を担当しているんですけど，抗菌薬のことがどうも苦手でェ～。でも病棟とか周りのスタッフからは「ICNなんだから抗菌薬のことは詳しいんでしょ！教えて，教えて！」なんて言われるんです。そもそも抗菌薬のことはお医者さんが知っていればいいわけで，私たち看護師が知らなくてもいい話なわけで…。

😊 そんなことはありましぇ～～～ん！

🙂 やっぱりそうですかぁ～。でもウチの病院のドクターに根掘り葉掘り聞くわけにもいかないんですよねぇ～。

😊 そういう時こそ通りすがりのオジサンに聞くのが一番！

🙂 妙に説得力ありますねぇ。じゃあせっかくだし，教えてください。では，コーキン博士，よろしくお願いしまぁ～す。

1 なぜ医師以外の医療スタッフも抗菌薬の理解が必要か

😊 ご承知のように，抗菌薬を使うということは，感染症を治療するということですから，お医者さんのお仕事です。しかし，病院の中で起きる感染症の多くはハテナさんたちが日頃取り組んでいる感染対策から漏れた事象なわけです。

🙂 残念ながらそういう事になりますかねぇ～。

😊 別にハテナさんを責めているわけではないんですよ。とは言え，一旦感染症を発症してしまった患者さんのことはお医者さんに任せておけばいいなんてわけにもいきません。なぜなら，今まで感染対策の対象者であった患者さんが，十分な対策が講じられていたとしても医療に起因した本来罹らなくてもいい感染症を発症してしまったわけですから，たと

え抗菌薬を使う立場にない医療スタッフであっても治療の行方を見守ることはとても大切だと思うのです。とりわけハテナさんのような感染対策のお仕事をしている人たちはね。

それに先ほどハテナさんが言ったように感染対策の担当者なら抗菌薬のことはある程度知っているはずだと周りのスタッフが思うのも至極当然な話でありますから，苦手な分野であっても基本的なことは知っておきたいですね。

　はい，頑張って勉強しまーす！

2 医療関連感染と抗菌薬治療

ある種の医療は感染リスクを大きく押し上げます。たとえば，カテーテル（血管・尿路），人工呼吸器，外科手術などのデバイスを使った侵襲性を伴う医療やクロストリジウム・ディフィシル感染症を誘発する抗菌薬による治療などです（図1）。こうした医療に起因して起こる感染症は，医療関連感染（Healthcare-associated Infection；HAI）と呼ばれます。病院という環境では，こうした感染リスクを伴う医療が日常的に行われていますから，医療関連感染も日常的に起こりうると認識しておく必要があります（図2）。その発生頻度は，他の経緯で起こる感染症（たとえば市中感染）と比較してはるかに高いですから，医療関連感染を感

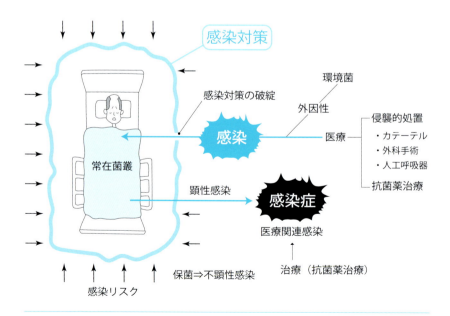

図1　感染対策と感染症

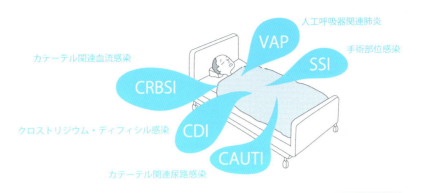

図2 入院患者と医療関連感染

対策の最重要ターゲットにするのは至極当然のことなのです。

　まさに私たちが日頃取り組んでいることです！

　ところが，厳格な感染対策を突破して不幸にも医療関連感染が起きてしまったら，速やかに治療しなくてはなりません。治療対象疾患は，カテーテルに関連した血流感染症・尿路感染症，人工呼吸器に関連した肺炎，術後感染症，抗菌薬が関連したクロストリジウム・ディフィシル感染症ということになります。これらの医療関連感染を起こす微生物の大半が細菌であることは，これまでの数多くの報告が示しています（一部，カンジダ属などの真菌）。したがって，感染症を発症した患者さんをできるだけ早く回復させるために，治療における抗菌薬の使用は不可欠となります。しかも，医療関連感染の治療では，迅速な対応の中で適切に抗菌薬を使用していかなければなりません。

　ふむ，ふむ。

　抗菌薬の使用にあたっては，「使うか，使わないか」ということがまず検討されます。必要であれば使い，必要がなければ使わないという判断が重要なのです。必要ない場面で抗菌薬を使えば，本来の治療が遅れるばかりか耐性菌を生み出すことにつながってしまうからです。使うべき場面でその治療に相応しい抗菌薬を使う。こうした抗菌薬の適正使用が近年，医療現場に強く求められているのです。

　耐性菌！？

耐性菌とは,平たく言うと,抗菌薬が効かない,あるいは極めて効きにくい細菌のことです。詳しくは「感受性と耐性」(p.29)のところでお話しますね。

さて,医療関連感染症は,健常者に起きるものではありません。何らかの基礎疾患を持ち,入院治療を要する患者さんに起きる感染症なのです(図3)。しかも,感染リスクを伴う医療が日常的に行われる病院という特殊環境において医療関連感染もまた日常的に起こりうる宿命を背負っています。当然ながら医療機関がまず取り組むべきは感染防止対策ですが,不幸にして医療関連感染が成立する事態に至った時は,迅速かつ適切な治療を行わなくてはなりません。この「迅速」と「適切」は,医療関連感染症の治療において生命線と言えます。なぜなら,一たび感染症に罹れば,元々,基礎疾患によって全身状態が悪く,抵抗力の低い患者さんは重症化する傾向にあるからです。しかも,医療関連感染症は血流感染や肺炎のように感染症自体が容易に重症化する性格を持っています。だから「迅速」と「適切」が治療に求められているのです。

 迅速！適切！まさに時間との闘いですね。

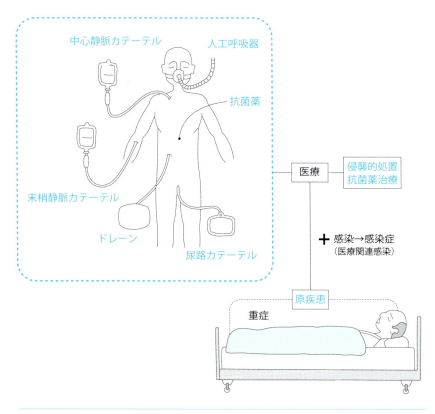

図3　医療関連感染と患者

「迅速」と「適切」を兼ね備えた治療を行うには，治療を行う医師の技量もさることながら，もう一つ重要なことがあります。

　何ですか？

　それは医療関連感染への"気づき"です。

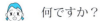
気づき！

　患者さんの変化にいち早く気づくことが「迅速」で「適切」な治療の第一歩なのです。これができるのは，日頃ベッドサイドで患者さんのケアに携わるスタッフの方々ですね。必ずしも医師が最初に気づくというものではありません。むしろそうしたケースのほうが少ないでしょう。つまり，医療関連感染症の治療には，その患者さんに関わるすべてのスタッフが参加しているのです。たとえ抗菌薬を処方する立場の職種になくとも，抗菌薬による感染症治療がどう行われているかに理解を持っておけば，「気づき」にも敏感になることができるのです。そういう意味ではハテナさんたち看護職の方々も治療のスタート地点に立っていると言えるのではないでしょうか。

　やはり私たちも抗菌薬とその治療について知っておかねばですね！

　あっ！そうそう。抗菌薬の名称についてですが，抗菌薬にはハテナさんたちに馴染みのある製品名のほかに，一般名と略号があるんです。

> 例：製品名：セファメジン　一般：セファゾリン　略号：CEZ

　一般名…，略号…。

　一般名や略号は主に学術論文などで用います。それと略号は薬剤感受性試験の報告でも記載されますが，日本化学療法学会が定めた正しい略号を覚えていただいて使ってほしいですね。と言うことで，巻末資料（p.105）に主な抗菌薬について略号・一般名・製品名の3点セットでまとめておきましたので覚えておいてください。検査結果を読むときにも役立ちますから。

Part 1 臨床で必要な抗菌薬の理解

2 医師が行う抗菌薬治療のプロセス

学習キーワード

細菌感染症／臨床診断／鑑別診断／培養／グラム染色／易感染状態／初期治療／標的治療／エンピリック・セラピー／デ・エスカレーション

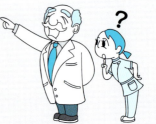

コーキン博士　ハテナちゃん

　では，感染症の治療がどのように行われていくかについて，ここでは基本的なお話をしたいと思います。

　基本は大事ですからね！

　治療に抗菌薬を使う大前提は，治療対象の疾患が細菌感染症であるということです。当たり前の話ですが，抗菌薬は細菌以外の微生物（たとえばウイルスや真菌など）には効きませんからね。

　そうか！抗菌ですもんね。

　そして症状や所見から目の前の患者さんが細菌感染症を発症していることが疑われたとしても，どの細菌による感染症かがわからないと，治療はできません。ところが，病院の中で感染症を起こす細菌の種類は何十種類にも及びます。だから，どんなに感染症に精通した優れたお医者さんであっても，患者さんを診ただけで，どんな細菌が起こしている感染症なのかを見破ることはできないのです。すべては目には見えない世界で起きていることですからね。

　おまけに治療に使う抗菌薬も成分で分けると，100種類を超える製

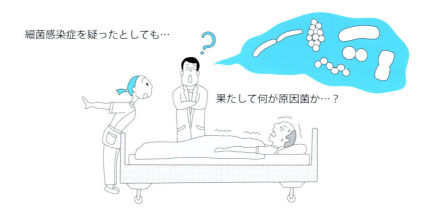

品がありますから，目の前の患者さんに感染症を起こしている細菌に対してどの抗菌薬が有効かを見極めて，最適の薬剤を選び，治療を行うことは，そう簡単なことではないのです。

じゃあどうやって治療しているんですか？

私たちは，感染症について先人たちが長い年月をかけて積み上げてきた学術情報の恩恵を受けて，様々な予備知識を得ることができます。たとえば医療関連感染を例にとると，病院の中で起こりうる感染症と原因微生物についてまとまった知識を手に入れることができるわけです。抗菌薬についても病院内で起こりうる細菌感染症にどの抗菌薬は効いて，どの抗菌薬は効かないといった治療上の傾向も把握することができます。

そして感染症の治療には，先人たちの経験と英知とエビデンスに裏づけられた科学的手法が存在します。これは臨床現場で感染症の特性と真正面から向き合う中で培われてきた臨床上のノウハウなのです。こうしたノウハウを学んでいくことで目に見えない微生物に対して闇雲に治療薬を投与せずに済んでいるわけです。

先人の努力と苦労に感謝しなくてはいけませんね。

そうですね。そしてそこから導き出された大原則があります。外来患者さんの感染症にせよ，入院患者さんの感染症にせよ，原因微生物を特定し，それに効果のある抗微生物薬を投与しなくてはなりません。それには適切な診療プロセスを踏む必要があるのです。この適切な診療プロセスというのが感染症診療の大原則なのです（図1）。

では，これから診療のプロセスをひとつずつ見ていきましょう。

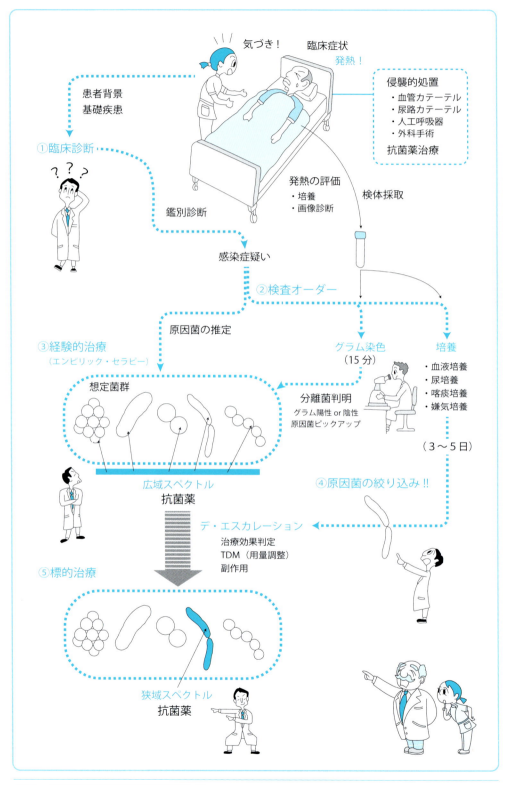

図1 感染症診療の基本的なプロセス

1 臨床診断

感染症治療の第一歩は，その患者さんが本当に感染症を発症しているか否かを判断することから始まります。そのために患者背景，基礎疾患を考慮した臨床診断を行います。感染症を疑う指標として，発熱，白血球数の増加，CRP（C反応蛋白）の上昇といったものがあげられますが，これらの所見が必ずしも感染症を反映しているとは限りません。たとえば，発熱を伴う疾患には，感染症のほかに悪性腫瘍，アレルギー性疾患，膠原病などもあるからです。そこで入院患者さんの発熱に対しては，いくつかの検査を行って感染症による発熱か，他の疾患による発熱かを評価します（図2）。つまり，感染症以外の疾患を除外できるかどうかを確認する鑑別診断を行うのです。

感染症以外の疾患にも詳しくないといけないんですね。

木を見て森を見ず，では正確な診断はできませんから。

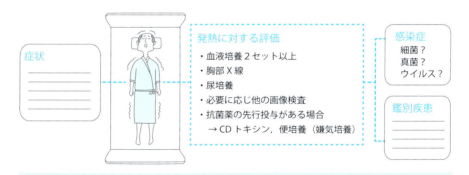

図2　臨床診断

2 微生物学検査―培養・グラム染色

感染症と診断をつけるためには，微生物学検査が必要です。具体的にまず行うのが，感染を起こしていると疑われる部位に関連した検体の培養とグラム染色です（図3）。

これらの検査オーダーは，細菌の検出を前提としているわけですが，ここで注意しておきたいのは，オーダーは必ず抗菌薬による治療を始める前に行っておくということです。

なぜですかぁ？

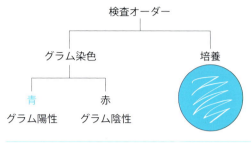

図3　微生物学検査

　もし検体採取の時，すでに何らかの抗菌薬が投与されていたとしたら，検体中の細菌は抗菌活性を受けてしまっていますから，正確な原因菌として特定できないことがあるからです。

　どれが原因菌かわからなくなるってことなんですね。

　そういうことです。では，各種培養について少し紹介しましょう。

❶血液培養

　血液培養は，血流感染症（菌血症）を疑う場合に行います。血液中は本来無菌ですから，ここから菌が検出されれば，それが血流感染症の原因菌と判断できます。検体は血液ですから培養には採血が必要ですが，この時，皮膚の常在菌が紛れ込む汚染（コンタミネーション）が起こることを考慮して，血液は左右の腕からそれぞれ2セットずつ〔（好気ボトル＋嫌気ボトル）×2〕を採取します（図4）。成人の場合，1回の採血量は 20〜30mL ですから左右の腕からそれぞれ 10〜15mL，これを好気ボトル・嫌気ボトルにその半量の 5〜7.5mL ずつ採取することになります。培養結果が出るまでの期間は通常5日程度とされています。

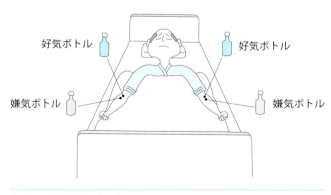

図4　血液培養2セット

❷喀痰培養

喀痰培養は，気管・気管支・肺の感染症を疑う場合に行います。痰を採取することになりますが，診断精度を上げるために，原因菌以外の菌による汚染（コンタミネーション）に注意しなければなりません。そのために痰はなるべく気道の奥のほうから出たものが汚染が少なく良質な痰と考えられるので，患者さんには深く咳をしてもらって痰を出してもらいます。また，患者さんの状態により痰の喀出が難しい場合は，3％食塩水を使ったネブライザー吸引などで痰を誘発して採取します。培養結果が出るまでの期間は通常2～3日とされています。

❸尿培養

尿培養は，尿路感染を疑う場合に行います。尿の採取においても原因菌以外の汚染（コンタミネーション）を考慮しなければなりません。そのためには最初の5mLは採取せず，その後の中間尿を採取します。男性の検体では，細菌のコロニー数が10^4個/mLを超える場合，女性では10^5個/mLを超える場合に陽性と判断します。培養結果が出るまでの期間は通常2～3日とされています。

汚染がないように検体を採取することが大切なんですね。

そうです。正確な検査結果を手にするためには，精度の高い検体を手に入れなければなりません。

③ 初期治療―エンピリック・セラピー

医療関連感染症では，まず細菌による感染症を視野の真ん中に置きます。なぜなら医療関連感染を起こす病原微生物は，圧倒的に細菌が多いからです。そして多くの場合，重症化を防ぐために速やかに抗菌薬による治療に入っていかなければなりません。ただし，この時点では，オーダーした微生物検査の結果はまだ出ていませんから抗菌薬がターゲットとすべき実際の原因菌を治療者側は正確には把握できていない段階にあるということになります。

見切り発車，みたいな。

医療関連感染による感染症を発症した患者さんは，すでに原疾患により全身状態が低下しているため感染症に対する抵抗力は著しく低く，感染症に罹りやすい状態と言えます。これを易感染状態と言います。こう

した状態では，一刻も早く治療を開始しないと，感染症はどんどん重症化していってしまいます。だから原因菌が特定できていない段階であっても治療に踏み切らなくてはならないのです。ハテナさんの言うように見切り発車ということになりますが，ただ闇雲に抗菌薬を使うというわけではありません。まずは原因菌として疑わしい細菌をいくつか想定します。そして自施設の採用抗菌薬の中から想定したすべての細菌をカバーする，つまり抗菌活性のある抗菌薬を初期治療として投与します。

　ここで使う抗菌薬は，通常，有効菌種の幅が広い広域スペクトルの抗菌薬です。いろんな菌種に抗菌活性を持つ抗菌薬のことですが，詳しくは「抗菌スペクトル」(p.22) でお話します。しかし，広域スペクトルの抗菌薬と言っても，全菌種に抗菌活性のある抗菌薬というものは存在しません。そこでエビデンスに基づいたこれまでの学術情報をもとに，ある程度想定される原因菌群を狙って，そこに効果のある抗菌薬を選んで投与することになります。こうした初期治療を経験的治療（エンピリック・セラピー）と言います（図5）。

　経験的と言うと，医師の個人的な経験とか根拠のないものと思われるかも知れませんが，そうではなくて，あくまでも科学的根拠に裏打ちされたこれまでの感染症治療の集積が下支えになっているのです。

　医学的にちゃんとした理由のある治療なんですね。

　そういうことです。

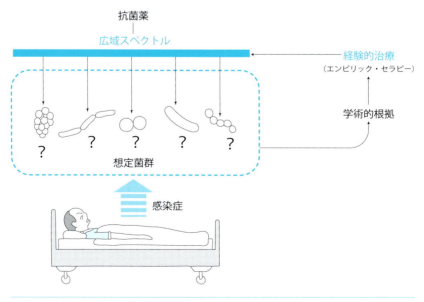

図5　**経験的治療**（エンピリック・セラピー）

4 培養結果の検討

培養結果の検討は，その後の治療を大きく左右する重要な作業です。ここで原因菌を正確に突き止めることができれば，治療はより精度の高い次のステップに進むことができるわけです。

そこで重要なのが培養結果の解釈です。たとえば，菌血症の診断における血液培養を例にとりますと，結果が陽性でも素直に鵜呑みにするのではなく，検出される菌について「らしくない」「わからない」「らしい」の3つに分けて考えてみるということです。たとえば，検出菌がグラム陽性桿菌であればコンタミネーションの可能性が高いので「らしくない」と考えます。表皮ブドウ球菌などのCNSであれば，コンタミネーションか原因菌かの判断に迷うので「わからない」として，臨床像や留置デバイスの有無，好中球数減少などの患者背景を踏まえた検討を加えなくてはなりません。黄色ブドウ球菌や緑膿菌，腸内細菌科細菌，肺炎球菌などが検出されれば，原因菌の可能性が高いので「らしい」となります。

ひとつ付け加えますと，血流感染症で黄色ブドウ球菌（MRSAを含む）やカンジダ属が培養陽性であった場合，これらの菌は，治療によって陰性化したことを培養検査で必ず確認する必要があるということです。

なぜでしょう？

黄色ブドウ球菌（MRSAを含む）やカンジダ属は遠隔病変を呈することがあるからです。つまり，血流感染症にのみ注目していると，他で感染症を起こしていても，見落としかねないのです。だから治療によって完全に陰性化したことを確認しておかなければなりません。

な〜るほどぉ〜。

5 標的治療—原因菌を絞った治療

さて，培養結果で原因菌を絞り込むことができたら，次にしなければならないことがあります。

現段階では，初期治療として先ほどお話しました広域スペクトルの抗菌薬が投与されています。これは原因菌と疑わしき細菌を複数想定して行っている治療ですから原因菌以外の細菌にも抗菌活性が及んでしまっている状況にあります。

連帯責任をとらされちゃってるわけですね。

なるほど。面白い表現ですね。ところが，この広域スペクトルの抗菌薬をずっと使っていると，非常にマズイことになるのです。

マズイこと？

広域スペクトルですから複数の菌種に同時に効くわけです。そうなると元々常在菌として体内に棲息していた原因菌以外の細菌も抗菌活性を受け，その数が減ってしまい，その後，生き残った細菌はどんどん増えていって，常在細菌叢のバランスが乱れてしまいます。これを菌交代症と言いますが，今度は生き残った細菌が耐性菌として感染症を起こす恐れがあるのです。これを回避するには原因菌への抗菌活性を維持したまま，他の細菌には影響の少ない抗菌薬に切り替える必要があります。

どんな抗菌薬ですか？

それは先ほどお話した広域スペクトルとは逆の狭域スペクトルの抗菌薬です。狭域スペクトルということは，抗菌活性を示す菌種の幅が狭いということです。つまり原因菌だけに的を絞り，それ以外の無実の細菌にはなるべく攻撃を加えないように治療する抗菌薬なのです。このような的を絞った治療を標的治療と言います（図6）。そして，よりターゲットを絞って，広域スペクトルの抗菌薬から狭域スペクトルの抗菌薬に変更することをデ・エスカレーションと言います（図7）。

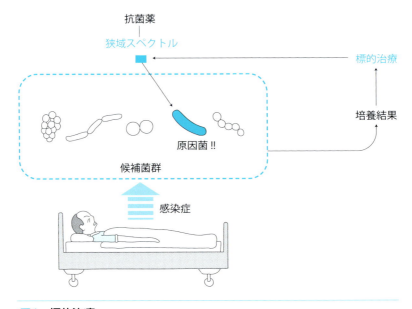

図6　**標的治療**

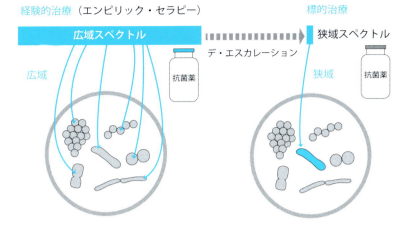

図7 デ・エスカレーション

🧑 デ・エスカレーション…。

👨 魚の漁に例えると，大海に広く網を張って，あたりの魚を総ざらいに捕るのが広域スペクトラムの抗菌薬によるエンピリック・セラピー，ターゲットを決めて一本釣りするのが狭域スペクトラムの抗菌薬による標的治療といったところでしょうか。

🧑 うん。うん。わかりやすい例えですね。理想的には最初から狭域スペクトルの抗菌薬を使えばいいんでしょうけどね。

👨 それができれば苦労はありません。狭域スペクトルの抗菌薬を使うためには，培養などの微生物検査によって原因菌を絞り込んでおかなくてはなりません。しかし，その間にも患者さんの感染症はどんどん進行し容易に重症化する状況にありますから，初期治療では想定したいくつかの菌の中から原因菌にも抗菌活性を及ぼす可能性の高い方法，つまり広域スペクトルの抗菌薬を使って，原因菌を絞り込めるまでの間，感染症の進行を食い止めておく必要があるのです。

🧑 一刻を争う治療だから，原因菌不明の時は広域スペクトルの抗菌薬を使わざるを得ないということですね。

👨 その通りです。ただし，できるだけ早く原因菌を絞り込んで狭域スペクトルの抗菌薬による標的治療に切り替えられるように，適切なプロセスを踏んだ診療をしていくことが重要なのですね。

Part 1 臨床で必要な抗菌薬の理解

3 臨床で知っておきたい抗菌薬の3要素
① 抗菌スペクトル

学習キーワード

抗菌スペクトル／グラム陽性菌／グラム陰性菌／嫌気性菌／腸内細菌科細菌／SPACE／広域スペクトル／狭域スペクトル

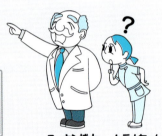
コーキン博士　ハテナちゃん

　さて，ここからは実際に臨床で抗菌薬を使うにあたって，ぜひ知っておきたい3つの大切な要素を取り上げます．今回お話するのは，抗菌スペクトルです．

　前項でお話しました感染症診療の流れの中で，広域スペクトルの抗菌薬とか狭域スペクトルの抗菌薬というのが出てきましたが，どの抗菌薬に広域スペクトルがあり，どの抗菌薬が狭域スペクトルなのかということを知っておかないと，治療に使う抗菌薬の順番を間違えてしまい，一刻を争うべき治療が遅れてしまいます．

抗菌スペクトルは…？

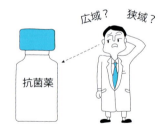

　デ・エスカレーションじゃなくなりますもんね．

1 細菌を3つのグループに分ける

　抗菌薬の選択に際し，原因菌を想定するにあたっては，まず細菌をグラム陽性菌，グラム陰性菌，嫌気性菌の3つのグループに分けて考えま

図1 細菌のグループ分け

```
                                細菌
        ┌───────────────────────┼───────────────────────┐
   グラム陽性菌グループ      グラム陰性菌グループ        嫌気性菌グループ

   球菌                       球菌                    バクテロイデス・フラジリス
   黄色ブドウ球菌             モラクセラ・カタラーリス    など
   表皮ブドウ球菌（CNS）      淋菌
   腸球菌                     髄膜炎菌 など
     エンテロコッカス・フェカーリス
     エンテロコッカス・フェシウム   桿菌
   肺炎球菌 など              腸内細菌科細菌
                                シトロバクター属菌*
   桿菌                         エンテロバクター属菌*
   バシラス・セレウス            大腸菌
   クロストリジウム・ディフィシル  肺炎桿菌
     など                       クレブシエラ・オキシトカ
                                プロテウス属菌
                                セラチア・マルセッセンス*
                              緑膿菌*
                              アシネトバクター・バウマニ*
                              ステノトロフォモナス・マルトフィリア
                              バークホルデリア・セパシア
                              インフルエンザ菌 など
```

＊SPACE；*Serratia* sp., *Pseudomonas aeruginosa*, *Acinetobacter baumannii*, *Citrobacter* sp., *Enterobacter* sp. の頭文字をとったもので、医療関連感染の原因菌として頻度の高いグラム陰性桿菌。

す（図1）。グラム陽性菌、陰性菌というのは、グラム染色という検査法によって細菌の表面構造に外膜を持つ細菌か否かを判定したもので外膜がないものは青色に染まり、それをグラム陽性菌、外膜があるものは赤色に染まり、それをグラム陰性菌としています。これは抗菌薬を選択する際に大変重要な情報です。ご存知ですか？グラム染色。

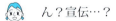　聞いたことあるような…。

詳しくは、姉妹書の「おべんきょ病原微生物」（リーダムハウス刊）をお読みください。

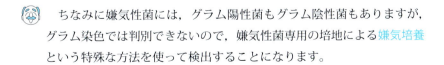

ん？宣伝…？

ちなみに嫌気性菌には、グラム陽性菌もグラム陰性菌もありますが、グラム染色では判別できないので、嫌気性菌専用の培地による嫌気培養という特殊な方法を使って検出することになります。

腸内細菌科細菌って腸内細菌のことですか？

お〜，スルドイ質問！腸内細菌科細菌というのは，腸内細菌の極一部の細菌群でして，グラム陰性桿菌，通性嫌気性，ブドウ糖発酵性，運動性，芽胞非産生性という特徴を持った細菌を指します。近年は，この腸内細菌科細菌がカルバペネム系抗菌薬を分解する酵素を産生することによって，カルバペネム系抗菌薬を不活化し，さらにキノロン系やアミノグリコシド系も不活化する多剤耐性菌として問題になっているのです。腸内細菌科細菌は，医療関連感染を起こす原因菌としても頻度が高いので要注意です。

> **腸内細菌科細菌の特徴**
> ・グラム陰性桿菌である。
> ・通性嫌気性である。
> ・ブドウ糖発酵性である。
> ・運動性である。
> ・芽胞非産生である。

それともうひとつ付け加えておきますと，SPACE と呼ばれるグループがあります。

SPACE…？

これは，*S*erratia sp.（セラチア属），*P*seudomonas aeruginosa（緑膿菌），*A*cinetobacter baumannii（アシネトバクター・バウマニ），*C*itrobacter sp.（シトロバクター属），*E*nterobacter sp.（エンテロバクター属）の5つの菌名の頭文字をとったもので，このうちエンテロバクター属，シトロバクター属，セラチア属は腸内細菌科細菌なのでブドウ糖を発酵しますが，*P*seudomonas aeruginosa（緑膿菌），*A*cinetobacter baumannii（アシネトバクター・バウマニ）はブドウ糖非発酵性です。

> **SAPCE**
> *S*erratia sp.（セラチア属）
> *P*seudomonas aeruginosa（緑膿菌）
> *A*cinetobacter baumannii（アシネトバクター・バウマニ）
> *C*itrobacter sp.（シトロバクター属）
> *E*nterobacter sp.（エンテロバクター属）

グラム陰性桿菌，侮れず！ですね。ところでなぜ細菌を3つのグループに分けるんですか？

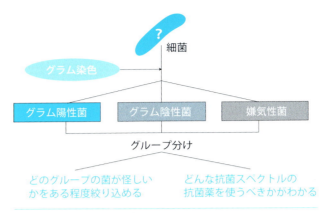

図2　グラム染色の意義

　よい質問ですね。細菌を3つのグループに分けることは感染症の治療において大きな意味があります。とりわけグラム陽性菌とグラム陰性菌の区別は大変重要です（図2）。

　すべての細菌に有効な抗菌薬などというものは、この世には存在しません。おおざっぱに言うと、たとえば抗菌薬Aはグラム陽性菌には効くけどグラム陰性菌には効かないとか、抗菌薬Bはその逆だとか、抗菌薬Cはグラム陽性菌にもグラム陰性菌にも効くとかいった具合に得意分野がいろいろ分かれているのです。もっと厳密に言うと、たとえば、グラム陽性菌の中でも特に効く菌とそうでない菌があるといったように抗菌薬ごとにその特徴は少しずつ違うのです。

　このようにひと口に抗菌薬と言っても薬剤ごとに得手・不得手があるのです（図3）。グラム染色の判定は15分程度で可能ですから培養の判定結果が出る前にある程度怪しそうな菌に目星を付けることができる

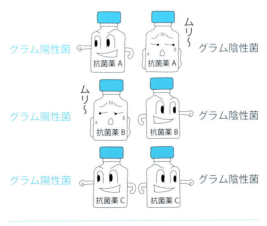

図3　抗菌薬の得手・不得手

わけです。培養は判定の精度は高いですが，結果が出るまでに数日かかりますからね。だから，緊急を要する治療の場において，グラム染色によるグラム陽性菌とグラム陰性菌の区別は初期治療に役立つとても有益な情報を提供してくれているのです。

グラム染色は初期治療に欠かせない検査なんですね。

2 広域スペクトルと狭域スペクトル

前置きが長くなりましたが，ここからが抗菌スペクトルの本題です。

抗菌スペクトルというのは，どれくらいの種類の細菌に効くかという抗菌活性の幅のことです。そして抗菌薬の広域スペクトル，狭域スペクトルを少々大胆に単純化してみますと，グラム陽性菌にもグラム陰性菌にも抗菌活性があるものが広域スペクトルの抗菌薬，どちらかのグループの一部の菌種，あるいは嫌気性菌といった限られた菌種にしか抗菌活性のないものが狭域スペクトルの抗菌薬ということになります（図4）。もちろんグループ内のすべての菌種に効くというわけではなく，抗菌薬ごとに抗菌活性の違いはありますけどね。

ちなみに抗菌薬の評価において抗菌力が強いとか弱いとか表現されることがありますが，抗菌薬にはそういう尺度はありません。抗菌薬はあくまでスペクトルが広いか狭いかで評価するものだということを付け加えておきたいと思います。

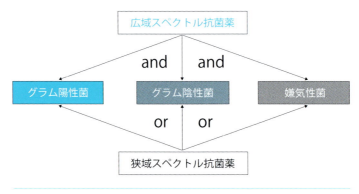

図4 広域スペクトルと狭域スペクトル

細菌を3つのグループに分ける意味が少しわかってきました。

それと抗菌スペクトルにはひとつの傾向がありまして，抗菌薬の開発時期の古いものから新しいものにいくに従って，狭域スペクトルから広

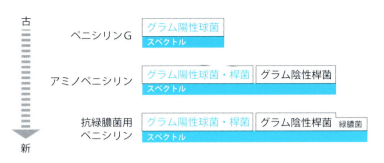

図5　ペニシリン系抗菌薬

域スペクトルへと抗菌域が拡大してきました。

　具体的な例をあげますと，誰でも知っているペニシリンがそうです。ペニシリン系の抗菌薬は，一番古いタイプの薬剤はペニシリンGです。これは主にグラム陽性球菌を得意とする薬剤で，つまり狭域スペクトルの抗菌薬です。次に同じペニシリン系でもアミノペニシリンというタイプが登場してきます。代表的なものにアンピシリンがあります。アミノペニシリンはグラム陽性球菌・桿菌のほかにグラム陰性桿菌にも効くように開発されました。さらに時は進んで抗緑膿菌用ペニシリンと呼ばれるタイプのペニシリンが出てきます。ピペラシリンです。合剤としてタゾバクタム／ピペラシリンがあります。これは今までの抗菌スペクトルに加えて，当時，抗菌薬が苦手としていた緑膿菌にも抗菌活性を持つようになった薬剤で，広域スペクトルの抗菌薬に位置づけられます。このように同じペニシリンでも時を経て改善を重ねながら，抗菌スペクトルを伸ばしてきたのです（図5）。

 新しい抗菌薬ほど抗菌スペクトルが広いんですね。

 ところが，最近は一概にそうとも言えなくなりました。開発時期が新しいものでも狭域スペクトルの抗菌薬はあります。それらは主に耐性菌をターゲットにして開発された抗菌薬です。たとえば，MRSAの治療薬として長らくバンコマイシンが使用されてきましたが，それによりバンコマイシン耐性黄色ブドウ球菌（VRSA）という耐性菌が出現し，1剤ではMRSAに対応しきれない状況になってしまいました。そこでMRSAを主要ターゲットにした抗菌薬が開発されるようになったのです。具体的には，バンコマイシンと同じくグリコペプチド系のテイコプラニンやオキサゾリジノン系のリネゾリド，リポペプチド系のダプトマイシンなどです。

　1928年にイギリスのアレクサンダー・フレミングという細菌学者が

ペニシリン（世界初の抗菌薬；当時は抗生物質と呼んでいた）を発見し，1940年に臨床で実用化が始まってから，まだ100年も経っていませんが，その間に数多くの抗菌薬が開発され，同時にいくつかの耐性菌も生み出してしまいました。

皮肉な話ですね。

しかし，どんな抗菌薬も臨床で使用されていくうちに，次第に耐性化する細菌を生んでしまう宿命を持っているのです。ですから時代は単に細菌に対する抗菌薬の開発から耐性菌に対する抗菌薬の開発にシフトしつつあるわけです。

Part 1 臨床で必要な抗菌薬の理解

3 臨床で知っておきたい抗菌薬の3要素
② 感受性と耐性

学習キーワード

感受性／耐性／薬剤感受性試験／最小発育阻止濃度（MIC）／ブレイクポイント／アンチバイオグラム／多剤耐性菌／βラクタマーゼ

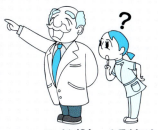

コーキン博士　ハテナちゃん

　抗菌薬と細菌の関係は，平たく言えば「効くか，効かないか」の関係で「感受性」という言葉で表現します。そしてよく効く場合を細菌が抗菌薬に対して「感受性良好」，効かない場合を「感受性不良」さらには「耐性」と表現します。抗菌薬には適応菌種が決められており，添付文書に記載されています。この適応菌種というのは，発売されて医療現場で使われ始める時点では「効く」菌種，すなわち感受性が良好な菌たちなのです。しかし，様々な医療機関で一斉に使われ，しかも使い過ぎが起きると，その抗菌薬が当初適応菌種となっていた細菌の中に感受性が低下するものが出てきてやがて耐性化に向かうわけです。

　細菌も鍛えられてきちゃうんですかねぇ。

　単純に言うと，そういうことです。

1 耐性と耐性傾向

　では，ここでちょっと「耐性」について整理しておきたいと思います。一口に耐性といってもそのレベルは様々です。たとえば，薬剤耐性菌と呼ばれるものがあります。中でも医療現場で問題になっているのは，複

表1　耐性菌と耐性化傾向

耐性菌	耐性傾向
どの地域でもどの施設でも同等に耐性（効かない） ・メチシリン耐性黄色ブドウ球菌（MRSA） ・多剤耐性緑膿菌（MDRP） ・多剤耐性アシネトバクター（MDRA） ・バンコマイシン耐性腸球菌（VRE） ・基質特異性拡張型βラクタマーゼ産生菌（ESBLs 産生菌） ・メタロβラクタマーゼ産生菌（MBL 産生菌） ・カルバペネム耐性腸内細菌科細菌（CRE） ・βラクタマーゼ陰性アンピシリン耐性（BLNAR）インフルエンザ菌 ・ペニシリン耐性肺炎球菌（PRSP） ・キノロン耐性淋菌	地域によって施設によって感受性率に高低があり，薬剤感受性パターンが異なる。 施設ごとの抗菌薬の使用状況，またある種の抗菌薬に使用が偏った状況において生まれる耐性傾向

　数の系統の抗菌薬に耐性を示す多剤耐性菌です。その他に臨床では，「感受性が低い」「耐性傾向にある」などと表現される細菌があるのですが，前者と後者には大きな違いがあります（表1）。

　多剤耐性菌とは複数の系統の抗菌薬が効かない細菌のことで，メチシリン耐性黄色ブドウ球菌（MRSA），多剤耐性緑膿菌（MDRP），多剤耐性アシネトバクター（MDRA），ESBL産生菌，バンコマイシン耐性腸球菌（VRE）や最近ではカルバペネム耐性腸内細菌科細菌（CRE）といったものがありますが，これらの耐性菌は世界中どこの医療機関であっても同じように抗菌薬が効きません。Aという病院では効かないが，Bという病院では効いた，なんてことは絶対ない細菌たちなのです。

　ところが，「感受性が低い」あるいは「耐性傾向にある」というのは，地域によって，医療機関によって，その程度には差があります。言いかえると，病院によって感受性菌が異なるということです。ある抗菌薬とある細菌の関係において，Aという病院では効かない，あるいは効きが悪いが，Bという病院ではよく効く，といった状況があるわけです。

　そんなことがあるんですか！

　あるんです。では，なぜそのようなことが起こるのでしょうか。たとえば，ハテナさんのいるこの病院では細菌感染症の治療にAという抗菌薬を頻繁に使っていたとします。そうすると，抗菌薬Aが効きにくくなった細菌aが出てきます。この抗菌薬Aと細菌aの関係は，ハテナさんの病院独自の関係です。一方，隣町の病院ではBという抗菌薬を頻繁に使ってしまったために同じ細菌aが抗菌薬Bに効きにくくなってしまいました。この抗菌薬Bと細菌aの関係は隣町の病院独自の関係です。つまり，

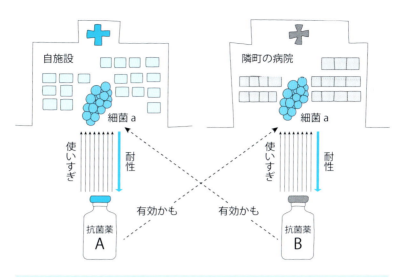

図1 病院ごとの感受性・耐性

細菌aに対してハテナさんの病院では抗菌薬Bを使えば効き，隣町の病院では抗菌薬Aを使えば効くというように病院ごとのローカルファクターとして薬剤感受性パターンは異なっているのです（図1）。

❷ 感受性・耐性の評価

- ところで，感受性とか耐性ってどうやって決めるんですか？

- お〜っ！しびれるような質問ですねェ。これからそのお話をしようと思っていたところです。感受性とか耐性を決めるために必要なものが2つあります。それは物差しと基準です。

- 物差しと基準…。

- そうです。わかりやすく血圧を例にとってお話しましょう。自分の血圧が高いか低いかを知るためには，まず血圧計で測定しますね。これが物差しです。測定したら上（収縮期血圧）が150mmHg，下（拡張期血圧）が95mmHgだとします。これで自分の血圧が150/95mmHgだとわかりました。さあ，この血圧が果たして高いのか，低いのか。高血圧かそうでないかを知るためには，基準に照らし合わせる必要があります。現在高血圧の基準は140/90mmHg以上とされています。この基準に当てはめることで初めて自分は高血圧であることがわかるわけです。

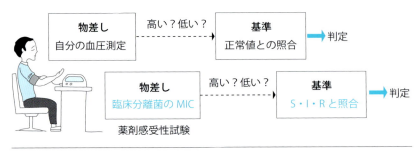

図2 物差しと基準

　　よ〜くわかります。

　　抗菌薬と細菌の関係，つまり感受性か耐性かの判断についても血圧と同じように薬剤感受性試験という物差しで測り，基準と照らし合わせることによって判定しています（図2）。

　　どんな物差しと基準なんですか？

3 MIC（最小発育阻止濃度）

　　ではまず物差しのほうからお話しましょう。
　　抗菌薬と細菌の関係を測る物差しは細菌の増殖を抑制する薬剤濃度です。抗菌薬は低い濃度より高い濃度のほうが細菌に対してよく効き，菌の発育や増殖を抑制します。ところが，ヒトに投与するわけですから，あまり高い濃度だと時に有害となり，安全な治療が行えません。つまりヒトに使えないレベルの高濃度でしか細菌に効かなければ，その抗菌薬は無効に等しいわけです。
　　そこで，細菌に効く濃度（細菌の発育や増殖を止めることができる濃度）のうちで一番低い濃度に注目します。これを菌に対する抗菌薬の最小発育阻止濃度と言います。英語で minimum inhibitory concentration，略して MIC（エム・アイ・シー）です。
　　MIC の測定法には，ディスク拡散法とかマイクロプレートによる希釈法といったものがあります。方法としては，まず抗菌薬の濃度を 1/2 ずつ段階的に希釈して設定し，調べたい菌を各濃度ごとに植えつけます。濃度は低いほうから，0.125，0.25，0.5，1，2，4，8，16，32，64，128，256μg/mL です。このすべての段階のうち菌の発育が止まった一番低い濃度が菌に対する抗菌薬の MIC になります。たとえば，細菌 A が抗菌薬 a の濃度 2μg/mL のところで発育が止まれば，細菌 A における抗菌薬 a の MIC は 2μg/mL ということになります（図3）。

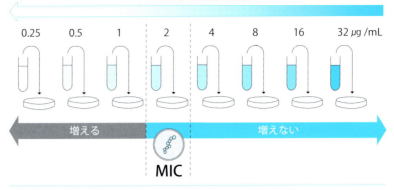

図3　MIC（最小発育阻止濃度）

　MICは，個々の抗菌薬と個々の細菌の組み合わせによって異なります。また，仮に同じ抗菌薬，同じ細菌の組み合わせであっても，先ほどお話ししたように病院ごとでその値には差がみられることもあるのです。

　ウチの病院でも MIC は測定できますか？

　検査部でやっているところも多いですので，一度確認してみて下さい。

4 ブレイクポイント

　さて，ある抗菌薬のある細菌に対する MIC 値がわかったとして，その値が感受性を示しているのか耐性を示しているのかは，まだわかりませんね。それを判断するためには，客観的な基準が必要です。この基準として日本でもよく活用されている代表的なものが，米国の臨床検査標準協会（Clinical and Laboratory Standard Institute；CLSI）が定めるブレイクポイントと呼ばれるものです。これは細菌に対する抗菌薬の評価を感性（S；susceptible）・中間（I；intermediate）・耐性（R；resistant）の3つに分け，それぞれ抗菌薬濃度で示しています。

> S；感性→通常投与量で有効。
> I；中間→判断できない。
> R；耐性→臨床効果が期待できない。

　たとえば，細菌Aは抗菌薬aに対して MIC が 4 μg/mL 以下なら S（感性），8 μg/mL なら I（中間），16 μg/mL 以上なら R（耐性）という具合にあらかじめ設定してあるのです。実際に臨床分離された細菌Aと

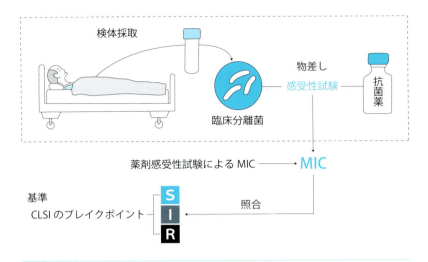

図4　臨床分離菌の MIC の感受性判定

　抗菌薬 a の MIC 値が 2 μg/mL であれば，基準と照合して感性と判定でき，抗菌薬 a は細菌 A に有効と判断できるわけです。
　CLSI の定めるブレイクポイントは，ヒトに感染症を起こす各種細菌に対して臨床で使用される抗菌薬ごとに設定されデータベース化されていて，ここに臨床分離菌の MIC 値を照合することで，目の前の患者さんに使える抗菌薬と使えない抗菌薬を判断できるわけです（図4）。なお，ブレイクポイントについては，日本でも独自の基準として臨床的ブレイクポイントが設定されています。

5 アンチバイオグラム

　さて，先ほど MIC は病院ごとに異なるとお話しました。同じ細菌に対して同じ抗菌薬であっても効き具合，薬剤感受性に差があるということです。しかし同じ病院の中であれば，昨日と今日で薬剤感受性が異なるといった急激な変化はまずありません。つまり病院ごとにある程度決まった薬剤感受性というものがあるのです。これを薬剤感受性パターンと言います（ただ，病院の薬剤感受性パターンも永遠に変わらないものではないので，定期的にデータを更新する必要はあります）。
　微生物検査室を持つ多くの病院では，日常的に提出される臨床分離菌で自施設の採用抗菌薬の薬剤感受性試験を行うことができます。そして，その試験結果を CLSI のブレイクポイント（S・I・R）と照合し，感受性株数を分離全株数で割った感受性率を出しています。たとえば，病院で分離された細菌 A 100 株と抗菌薬 a で MIC を調べて，95 株が S 判定，

分離菌＼抗菌薬	株数	a	b	c	d	e	f	g	h	i	j	k	l
細菌A	105		100	25		100	100			100		44	
細菌B	254						100					91	
細菌C	146	100	0	44	73	100	100	80		97	16	25	88
細菌D	189	65	100	7	82	94		65		88	63	13	100
細菌E	48	0	100	88	69		96	44	23	100		84	
細菌F	83			100		63	84	90		100	52		65
細菌G	41	0	89	100								100	43
細菌H	26		63	71			100		38	100		96	82
細菌I	139	0	0			45	13	100		100			
細菌J	23	92	0	88			27	88		86		93	96
細菌K	67		56	38		88				79			100

（自施設の採用抗菌薬／自施設の臨床分離菌）

＊数字は分離全株数における感受性株数の割合を感受性率（％）で表している。

図5　アンチバイオグラム

　3株がI判定，2株がR判定だとすると，感受性率は100分の95で95％となります。これを採用抗菌薬と臨床分離菌のすべての組み合わせで行い，感受性率を一覧表にしたものをアンチバイオグラムと言います（図5）。アンチバイオグラムがあれば，「ウチの病院のこの抗菌薬は，この細菌に効くな，とか効かないな」ということが一目でわかるので抗菌薬の選択を迅速に行う手助けになっているわけです。

なるほどぉ〜。それは便利ですね。

6 多剤耐性菌について

　最後に，現在，医療現場で問題となっている多剤耐性菌について触れておきたいと思います。

　文字通り，多剤耐性菌とは複数の系統の薬剤に同時に耐性を示す細菌でして，治療に使える抗菌薬が極めて限られる，あるいは全くないという厄介な細菌です。

　多剤耐性菌の増加は，日本のみならず，世界中の医療機関で問題となっていて，WHO（世界保健機関）が2015年に策定した「薬剤耐性菌（AMR）に関するグローバル・アクション・プラン」のもと，多剤耐性菌の増加抑制を目的とした国際的な取り組みが行われています。こうした動きを踏まえて，日本でも2016年に今後5年間で取り組むべき事項を「薬剤耐性（AMR）対策アクションプラン」として策定し実施しているところなんですね。

　さて，細菌が抗菌薬に耐性化するパターンは，大きく分けて①抗菌薬

を分解する酵素を産生する，②抗菌薬の作用点を変異させる，③菌体内に入ってきた抗菌薬を排出する，の3つがあります（図6，表2）。

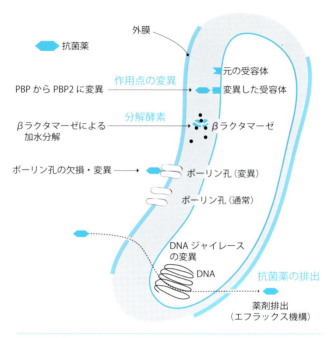

図6　細菌の耐性のしくみ

表2　主な多剤耐性菌と薬剤耐性のしくみ

細菌の分類	耐性菌名	耐性機序
グラム陽性球菌	メチシリン耐性黄色ブドウ球菌（MRSA）	作用点の変異
	バンコマイシン耐性黄色ブドウ球菌（VRSA）	作用点の変異
	バンコマイシン耐性腸球菌（VRE）	作用点の変異
	ペニシリン耐性肺炎球菌（PRSP）	作用点の変異
グラム陰性桿菌	基質特異性拡張型βラクタマーゼ（ESBL）産生菌	酵素による不活化
	メタロβラクタマーゼ（MBL）産生菌	酵素による不活化
	カルバペネム耐性腸内細菌科細菌（CRE）	酵素による不活化
	多剤耐性緑膿菌（MDRP）	酵素による不活化 外膜透過性の低下 薬剤排出 作用点の変異
	多剤耐性アシネトバクター（MDRA）	酵素による不活化 外膜透過性の低下 薬剤排出 作用点の変異

細菌もいろんなかたちで抵抗しているんですね。

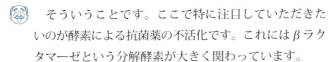 そういうことです。ここで特に注目していただきたいのが酵素による抗菌薬の不活化です。これにはβラクタマーゼという分解酵素が大きく関わっています。

 βラクタマーゼ…。

　βラクタマーゼというのは，抗菌薬の化学構造においてβラクタム環という骨格を持つβラクタム薬（ペニシリン系，セフェム系，カルバペネム系,モノバクタム系）を分解してしまう酵素なのです。βラクタマーゼは，セリン型の Class A と Class C，メタロ型の Class B，どちらの型でもない Class D に分類されますが，そのうち Class A，Class B，Class D の酵素をカルバペネム分解酵素と言います（図7）。カルバペネム分解酵素には，KPC 型，OXA-48，IMP 型，NDM 型などがあり，これらの酵素を産生する細菌が多剤耐性菌として問題になっています。

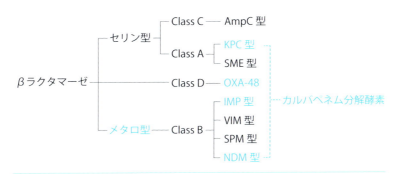

図7　βラクタマーゼ

　この他に問題となるβラクタマーゼとして基質特異性拡張型βラクタマーゼ（ESBL）があります。ESBL はもともとペニシリン系抗菌薬を分解するペニシリナーゼが，それまで分解できなかったセファロスポリン系（セフェム系の一系統）の抗菌薬をも分解するようになった酵素です。

　カルバペネム分解酵素，ESBL，恐るべし！

　有効な抗菌薬がなくなってくると，治療はお手上げになってしまいます。だから耐性菌の院内伝播防止がとても大切になってくるのですね。
　現在，臨床で問題となっている多剤耐性菌を表3にまとめておきましたのでご覧ください。

表3　臨床で問題となっている多剤耐性菌

メチシリン耐性黄色ブドウ球菌（MRSA）

- MRSAはメチシリン耐性黄色ブドウ球菌（methicillin resistant *Staphylococcus aureus*）のことである。
- 当初，メチシリンに耐性であった黄色ブドウ球菌がペニシリン系，セファロスポリン系，カルバペネム系など多くの抗菌薬にも耐性を持つようになった多剤耐性菌。
- MRSAには院内感染型MRSAと市中感染型MRSAがあり，院内感染型MRSAは日和見病原体で，抗がん剤治療や手術などで抵抗力が低下した人に感染症を引き起こす。市中感染型MRSAは健康人にも感染症を発症し，皮膚・軟部組織感染症を引き起こす。

多剤耐性緑膿菌（MDRP）

- MDRPは多剤耐性緑膿菌（multi-drug resistant *Pseudomonas aeruginosa*）のことである。
- MDRPは多様な耐性機構を有する。
  - ・バイオフィルム産生
  - ・βラクタマーゼ産生
  - ・外膜透過孔（ポーリン孔）の減少
  - ・PBPからPBP2への変異
  - ・エフラックス機構による抗菌薬の排出
  - ・トポイソメラーゼⅣの変異
- MDRPはカルバペネム系，アミノグリコシド系，キノロン系の抗菌薬に耐性を示し，感染症法での判定基準は以下の3つを満たすものとされる
  - ・イミペネムのMIC値が16μg/mL以上またはイミペネムの感受性ディスク（KB）の阻止円の直径が13㎜以下。
  - ・アミカシンのMIC値が32μg/mL以上またはアミカシンの感受性ディスク（KB）の阻止円の直径が14㎜以下。
  - ・シプロフロキサシンのMIC値が4μg/mL以上またはシプロフロキサシンの感受性ディスク（KB）の阻止円の直径が15㎜以下。

バンコマイシン耐性腸球菌（VRE）

- VREは，バンコマイシン耐性腸球菌（vancomycin resistant enterococci）のことである。
- VREには *Enterococcus faecalis* と *Enterococcus faecium* がある。
- バンコマイシン耐性 *Enterococcus faecalis* は，βラクタム系抗菌薬に感受性だが，バンコマイシン耐性 *Enterococcus faecium* はβラクタム系，アミノグリコシド系の抗菌薬にも高度耐性である。

基質特異性拡張型βラクタマーゼ（ESBLs）産生菌

- ESBLとは，基質特異性拡張型βラクタマーゼ（Extended-spectrum β-lactamases）と呼ばれる酵素で元来ペニシリンを分解するペニシリナーゼという酵素に基質特異性の変化が起き，分解するはずのないセファロスポリン系やモノバクタム系の抗菌薬までも分解するようになったβラクタマーゼのことである。
- ESBLはESBL産生遺伝子を持つ細菌により産生される。
- ESBL産生菌には以下のものがある。
  肺炎桿菌，大腸菌，クレブシエラ・オキシトカ，プロテウス・ミラビリス，エンテロバクター属，シトロバクター属，セラチア属，緑膿菌など

メタロβラクタマーゼ（MBL）産生菌

- メタロβラクタマーゼは，カルバペネム系を含むほとんどのβラクタム薬に耐性を示す。
- メタロβラクタマーゼを産生する菌
  緑膿菌，セラチア，肺炎桿菌，大腸菌，プロテウス・ブルガリス，シトロバクター属，エンテロバクター属など

表3（つづき）

カルバペネム耐性腸内細菌科細菌（CRE）

- CRE とは，カルバペネム耐性腸内細菌科細菌（CRE；carbapenem-resistant enterobacteriaceae）のことで，カルバペネム系抗菌薬を分解する酵素を産生して耐性を示す腸内細菌科の細菌である．
- カルバペネム分解酵素はカルバペネム系抗菌薬のみならず，キノロン系やアミノグリコシド系の抗菌薬にも耐性を示す．
- カルバペネム分解酵素には複数の種類があり，代表的なものとしてセリン型 ClassA の KPC 型，Class D の OXA-48，メタロ型 Class B の IMP 型，VIM 型，NDM 型などがある．
- カルバペネム分解酵素産生菌のうち，一部の NDM 型や IMP 型の産生株では，日常検査において必ずしもカルバペネムに「耐性」と判定されないものが散見されるため診断には注意を要する．
- CRE の基準
    - メロペネムに対する MIC $\geq$ 2μg/mL
      または
    - イミペネムに対する MIC $\geq$ 2μg/mL
      かつセフメタゾールに対する MIC $\geq$ 32μg/mL
- カルバペネム耐性腸内細菌科細菌
    クレブシエラ属，大腸菌，セラチア属など

多剤耐性アシネトバクター（MDRA）

- MDRA とは，多剤耐性アシネトバクター（multi-drug resistant *Acinetobacter baumannii*）のことである．
- 病院感染で問題となるのは，ほとんどが *Acinetobacter baumannii* である．
- MDRA はカルバペネム系，アミノグリコシド系，キノロン系の抗菌薬に耐性を示し，感染症法での判定基準は以下の3つを満たすものとされる．
    - イミペネムの MIC 値が 16μg/mL 以上またはイミペネムの感受性ディスク（KB）の阻止円の直径が 13㎜以下．
    - アミカシンの MIC 値が 32μg/mL 以上またはアミカシンの感受性ディスク（KB）の阻止円の直径が 14㎜以下．
    - シプロフロキサシンの MIC 値が 4μg/mL 以上またはシプロフロキサシンの感受性ディスク（KB）の阻止円の直径が 15㎜以下．

　どれも手強そうですね．

　手強いですよぉ〜．と言うことで，相当むずかしい話なので，微生物検査に詳しい臨床検査技師さんと仲良くなっておくのがいいですね．
　さて，前項とあわせて抗菌スペクトル，薬剤感受性，そして耐性についてお話してきました．これらを把握しておかなくては細菌感染症の治療は前に進みません．だから抗菌薬を使う前に必ず押さえておいていただきたい内容なのです．しかしそれだけでは足りません．ここまでは，あくまでヒトの体の外でみた細菌と抗菌薬の関係性です．臨床で抗菌薬を使うにはもうひとつ大切なことがあります．それはヒトと抗菌薬の関係性です．これはヒトの体内での話です．次項ではこの関係を抗菌薬の体内血中濃度を通してお話したいと思います．

Part 1 臨床で必要な抗菌薬の理解

3 血中濃度

臨床で知っておきたい抗菌薬の3要素 ③

学習キーワード

PK/PD ／薬物動態／薬力学／濃度依存性／時間依存性／最小発育阻止濃度（MIC）／ピーク値／トラフ値／治療的薬物モニタリング（TDM）

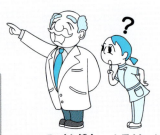

コーキン博士　ハテナちゃん

　前項でお話した抗菌スペクトルや薬剤感受性，耐性といった細菌と抗菌薬の関係性は，細菌と抗菌薬を同じリングの上にあげて純粋にガチンコ勝負させてみたものです。この関係性は，ヒトの体の外で抗菌薬が効くか効かないかにフォーカスを当てたものですが，抗菌薬の選択にとても有益な情報を与えてくれます。しかし，実際にヒトに抗菌薬を投与するとなると，もうひとつ重要なことがあります。それがヒトと抗菌薬の関係性です。

　ヒトと抗菌薬の関係性…。

　臨床の場で抗菌薬を使って細菌感染症の治療効果を上げるためには，ヒトの体内環境も考慮しなければなりません。言いかえれば，抗菌薬の持つポテンシャルが体内で最大限発揮されるような使い方をしなければならないということです（図1）。
　ここで重要になってくるのが，抗菌薬のPK/PDという考え方です。ちょっと難しい言葉が出てきましたが，要するにヒトの体の中に入ってからの抗菌薬のお話です。

　ピーケー・ピーディー…？

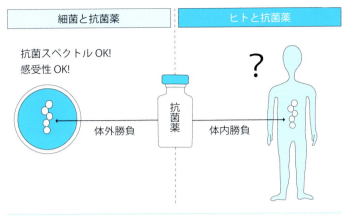

図1　細菌とヒトと抗菌薬

PKというのはpharmacokineticsの略で薬物動態という意味です。一方のPDはpharmacodynamicsの略で薬力学という意味です。

何か，急に難しそうになってきたぁ…。

まあ，そう言わないで。

1 薬物動態（PK）と薬力学（PD）（図2）

薬物動態（PK）というのは，抗菌薬が体の中でどう動くかということです。言いかえれば，薬剤がヒトの体内でどう受け入れられるかを血中濃度の推移でみたヒトと抗菌薬の関係性ということになります。

お薬というのは，服用してヒトの体内に入った後，吸収➡分布➡代謝➡排泄という経過をとります。抗菌薬は腸で吸収された後，血液に乗って全身を巡り，感染部位を目がけて分布されるのです。そして感染部位で一仕事した抗菌薬は，不活化酵素による代謝を受け，腎臓や肝臓から排泄されるのです。この時，薬剤の血中濃度は，体内に分布されたところで最高血中濃度を迎え，その後，代謝・排泄の過程でどんどん下がり，最終的に消失します。

抗菌薬が体内に入ってから出ていくまでの過程が薬物動態（PK）なんですね。

さて，一方の薬力学（PD）ですが，これは抗菌薬で言えば，細菌に対して本来持っている抗菌力あるいは抗菌活性，つまり，前項でお話し

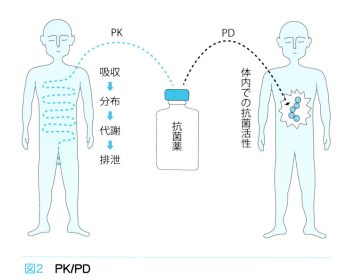
図2　PK/PD

た臨床分離菌とその感受性という細菌と抗菌薬の関係性がヒトの体内でどう働くかということです。

　あらかじめ薬剤感受性を確認して「この抗菌薬なら治療効果があるだとう」と判断した薬剤が，本当にヒトの体内に投与されてから期待通りの結果を出すためには，細菌とヒトと抗菌薬の関係性の上に立った治療計画を立てなければなりません。そのためには，薬物動態（PK）と薬力学（PD）をうまく組み合わせる必要があるのです。これがPK/PDの考え方です。それによって抗菌薬が体内でも期待通りに作用する環境が整い，効果的で安全な治療が行えるわけです。

🧒　ただ単に投与すればいいというものではないんですね。

👨　そういうことです。では，具体的に何をするかということですが，要は抗菌薬の血中濃度のコントロールなのです。思い出していただきたいのですが，抗菌薬が効くか効かないかを測る物差しは何でしたか？

🧒　え～っと，薬剤濃度…？

👨　そうでしたね。
　そして重要な薬剤濃度がMIC（菌の最小発育阻止濃度）でした。入院患者さんから分離された菌に対して自施設の採用抗菌薬でMICを測定し，それを客観的データ（CLSIのデータベースなど）と照合して感受性と判定された抗菌薬が投与されるわけです（図3）。ところが投与された抗菌薬が患者さんの血中でMICの値を下回る濃度になってしまっ

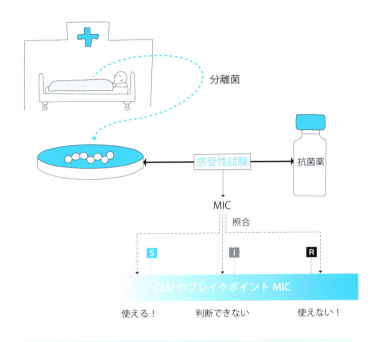

図3 自施設の分離菌と抗菌薬の感受性試験

たらどうでしょう．ターゲットにした細菌には効きませんね．つまり，せっかくの薬力学（PD）を体内で発揮できないということになるわけです．先ほどもお話しましたように抗菌薬は体内で吸収→分布→代謝→排泄の過程をたどるわけですから，いつまでも血中でMIC以上の濃度を維持することはできないのです．となると，何らかの方法で血中濃度を維持できるようにコントロールしていく必要があるわけです．ハテナさんならどうしますか？

う～，たとえば～，追加投与するとかぁ…．

そういうことになりますね．ただ，追加投与と言っても抗菌薬の特性にあわせて計画的に行わなくてはなりません．

抗菌薬の特性…？

実は，ヒトの体内に入った抗菌薬は2つの特性で分類されます．ひとつは濃度依存性，もうひとつは時間依存性です．

濃度依存性…？時間依存性…？，う～，またまた難しい言葉がぁ～．

2 抗菌薬の濃度依存性と時間依存性

抗菌薬にはMICを超えて血中濃度が高ければ高いほど効果が出るものと，MICを超えてからある程度の血中濃度まで上がると，そこから先は効果が頭打ちになるものがあります。前者を濃度依存性，後者を時間依存性と言います（表1，図4）。

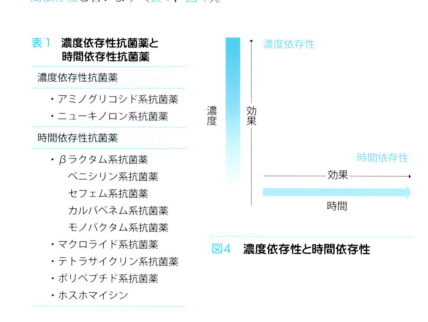

表1 濃度依存性抗菌薬と時間依存性抗菌薬

濃度依存性抗菌薬
- アミノグリコシド系抗菌薬
- ニューキノロン系抗菌薬

時間依存性抗菌薬
- βラクタム系抗菌薬
  - ペニシリン系抗菌薬
  - セフェム系抗菌薬
  - カルバペネム系抗菌薬
  - モノバクタム系抗菌薬
- マクロライド系抗菌薬
- テトラサイクリン系抗菌薬
- ポリペプチド系抗菌薬
- ホスホマイシン

図4 濃度依存性と時間依存性

濃度依存性のほうは，抗菌薬の効果は血中濃度次第ということですね。これはわかります。でも，ある程度の血中濃度で効果が頭打ちになるほうは，どうして時間依存性と言うんですか？

説明が足りませんでしたね。すみません。
時間依存性に分類される抗菌薬というのは，いくら血中濃度を上げても途中で効果が頭打ちになるわけですから，それなら無駄に血中濃度をあげる必要はなくてMICより上の濃度であればいいわけです。その濃度を維持して細菌と抗菌薬が接触する時間を延ばしてやるほうが，効果をあげられるということなのです。

時間依存性は細菌と抗菌薬の接触時間がポイントになるんですね。

さて，ここで重要なのが用法・用量です。濃度依存性抗菌薬と時間依存性抗菌薬とでは，ヒトの体内で最も効果的な抗菌作用を発揮するための投与量・投与回数がそれぞれ異なります。濃度依存性抗菌薬で効果を

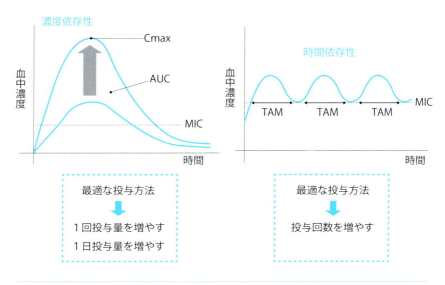

図5 血中濃度カーブ

上げるためには，血中濃度が高いほどよいわけですから，1回の投与量を増やし，その代わりに投与回数を減らします．一方，時間依存性抗菌薬では，投与量は MIC を超える濃度が維持できる程度に抑え，その代わりに1日の投与回数を増やすことで長時間にわたって治療に有効な血中濃度を維持します．

図5にありますように，濃度依存性抗菌薬の作用は，最高血中濃度（Cmax）を頂点とした曲線の下の部分の面積（これを AUC；area under the curve という）が広いほど効率的，効果的な治療ができるわけです．一方，時間依存性抗菌薬の作用は，血中濃度が MIC を超えている時間（これを TAM；Time above MIC という）が続けば続くほど，抗菌薬の特性を活かした治療効果を引き出せるのです．

このように抗菌薬の体内における特性を活かして，薬物動態（PK）と薬力学（PD）のパラメータ（表2）をうまく組み合わせることによって，オーダーメイドによる患者さん一人ひとりに最適な治療が可能になるのです．

抗菌薬が体内で実力を発揮できるようにさじ加減をしなくてはならないということですね．

そういうことです．
さて，血中濃度のお話でもう一つ付け加えておきたいことがあります．

表2 PK/PD パラメータ

AUC	血中濃度曲線下面積。薬物の吸収量の指標となる。
MIC	最小発育阻止濃度。菌の発育が抑制されている最小薬剤濃度。
Cmax	最高血中濃度。
Tmax	最高血中濃度到達時間
$T_{1/2}$	血中の薬物濃度が50%に減少するのに要する時間
PAE	抗菌薬がMIC以上の濃度で細菌に接触した後，血中濃度がMIC以下あるいは消失しても持続してみられる細菌の増殖抑制効果。

何でしょうか？

ここまでは，治療効果を上げることが中心のお話でした。しかし，治療効果を上げることと同じくらいに大切なことがあります。それは安全性です。

3 安全性と用量調節

抗菌薬は最終的に腎臓や肝臓から排泄されます。このうち腎臓から排泄されるタイプの抗菌薬を腎機能障害のある患者さんに投与する際は注意が必要です。理由は腎機能に障害があると，投与された抗菌薬がうまく排泄されず体内に長く残ってしまうからです（図6）。そのため腎機能障害の患者さんに複数回投与する場合，通常の用法・用量で次の投与を行うと，まだ患者さんの血中に抗菌薬が残った状態で血中濃度が上がってしまい，中毒症状などの副作用の発現につながる危険性が出てきます。

そこで腎機能障害の患者さんには，1回投与量を減量したり，投与間隔を広くするといった調整を行って次回の投与までにちゃんと血中濃度を下げるようコントロールする必要があるのです。

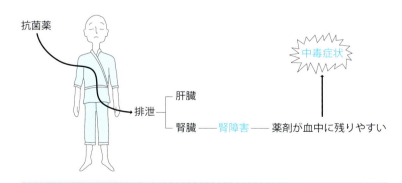

図6 腎障害と抗菌薬

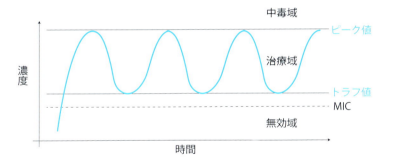

図7 薬剤血中濃度のピーク値とトラフ値

😊 ほぉ〜，高度なテクニックですね。

😀 ではもう少し詳しくみていきましょう。
　医療関連感染の治療の場合，通常，抗菌薬は何日かにわたって複数回投与することになります。血中濃度は，初回投与で徐々に上昇していき，ある濃度までくると今度は下降します。そして2回目の投与の直前が最も低い血中濃度ということになります。これを繰り返していくと，それぞれの投与ごとの血中濃度の上限と下限が一定の幅に収まるようになり，血中濃度の変化は波をうったような曲線になります。これを定常状態と言います。
　この定常状態の上限をピーク値（最高血中濃度），下限をトラフ値（最低血中濃度）と言い，定常状態の範囲内が治療に有効な薬物の濃度域（治療域）になります（図7）。ピーク値を超えると血中濃度は中毒域に入ってしまい副作用が発現しやすくなり，トラフ値を下回ると，次第に治療効果が減弱していきます。ピーク値とトラフ値の間の範囲内であれば，安全かつ効果的に治療を行うことができるわけです。
　ところが抗菌薬には，ピーク値とトラフ値の間の範囲（治療域）が広いものと狭いものがあるのです。ここで問題となるのが狭い場合です。

😊 狭い範囲の場合…？

😀 治療域が狭いということは，これ以上低いと治療効果がないという濃度（トラフ値）とこれ以上高いと副作用の恐れがあるという濃度（ピーク値）の差が小さいということです。つまり，治療域の狭い抗菌薬を使う場合，ピーク値を越えないようにしつつトラフ値を下回らないように維持することを狭い範囲内で行わなければなりませんから，血中濃度を厳格にコントロールする必要があるのです。

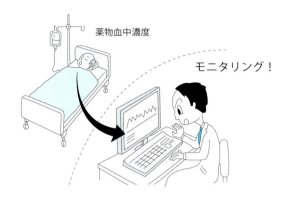

なるほどぉ〜。

　血中濃度を厳格にコントロールするためには，適切なピーク値とトラフ値をあらかじめ設定し，投与中の血中濃度をモニタリングして監視しておかなければなりません。これを TDM（therapeutic drug monitoring；治療的薬物モニタリング）と言います。モニタリングしながら，血中濃度が目標とするピーク値を超えていたら次回の投与では投与量を減らし，トラフ値を下回っていたら増量するといった投与量の調整を行うことで，患者さんに安全で効果的な治療を提供できるわけです。

　治療域の狭い抗菌薬として代表的なものがバンコマイシンです。バンコマイシンは 4 日以上投与する場合に TDM を実施することになっており，特にトラフ値の扱いが重要になってきます。バンコマイシンはMRSA の治療薬ですが，トラフ値をあまり低く設定しすぎると，MRSAに対する効果が減弱する一方で，バンコマイシン耐性腸球菌などの耐性菌が発現する恐れが出てきます。だからと言ってトラフ値を高く設定すると，腎毒性のリスクが高まるとされています。そこでバンコマイシンで TDM を行う時の目標トラフ値は，通常 10 〜 20μg /mL に設定することになっています（20μg /mL 以上は腎毒性が高リスクとなる）。

　投与において TDM が必要な抗菌薬には，グリコペプチド系抗菌薬（バンコマイシン，テイコプラニン）とアミノグリコシド系抗菌薬（ゲンタマイシン，アミカシンなど）があり，それぞれの治療域や薬剤特性にあわせた血中濃度のコントロールが必要となります。

難しいさじ加減が必要なんですね。

　人体に薬を使うということは，こうしたデリケートな問題を内在しているのです。ですからヒトと抗菌薬の関係性を十分踏まえ，安全性を確保した上で，原因菌に効果的な治療を行わなくてはならないのです。

Part 1 臨床で必要な抗菌薬の理解

4 抗菌薬療法の バックボーン

学習キーワード

細胞壁合成阻害作用／蛋白合成阻害作用／細胞質膜障害作用／葉酸合成阻害作用／核酸合成阻害作用／殺菌作用／静菌作用／選択毒性

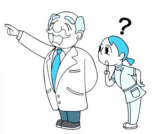

コーキン博士　ハテナちゃん

　さて，前項までは臨床に重点を置いた抗菌薬の使い方についてお話してきました。そこでこの項では，抗菌薬療法を支えているバックボーンについてお話しておきたいと思います。

　バックボーン…？

　要するに抗菌薬が細菌に対してどのように作用するかということです。それによって抗菌薬はいくつかの系統に分かれているのです。なので，抗菌薬の作用の仕方を知ることは，治療の大前提となる基本中の基本なのです。

　お～，それは大切ですね。

　このバックボーンを知っているのと知らないのとでは，今までお話してきた内容の理解度も随分違うはずですから，もうしばし，お耳を拝借したいと思います。

　は～い！両耳ともお貸ししま～す。

49

Part 1 臨床で必要な抗菌薬の理解

1 抗菌薬はいくつかの系統に分かれている

まず最初にお話しておきたいのは，抗菌薬の種類です。抗菌薬は，古くは微生物から生成され抗生物質と呼ばれていました。青カビ（ペニシリウム）から生成されたペニシリンが有名ですね。やがて微生物に頼らず化学的に合成することによってどんどん新しい薬剤が開発されるようになり，抗菌薬と総称され現在に至っています。

化学的な合成…。

薬剤を構成する化学構造をあれやこれやと組み換えて新しい抗菌薬は開発されてきたのです。そして抗菌薬の化学構造の違いによっていろんな系統の抗菌薬に分かれているのです（図1）。

なぜいろんな系統があるかと言いますと，それは細菌に対するアプ

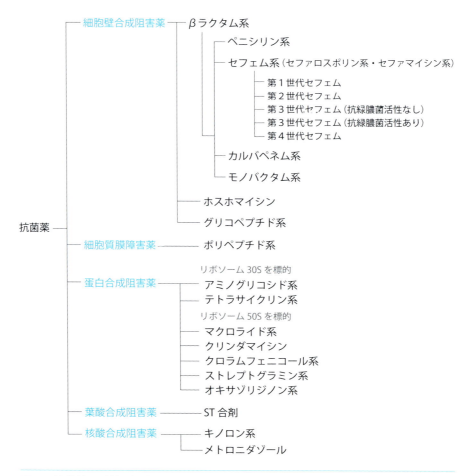

図1 抗菌薬の系統別分類

ローチ，つまり作用の仕方，働き方を様々な角度から検討し，既にある抗菌薬よりも抗菌活性のあるもの，効果が期待できるものを模索しながら開発を重ねてきたからなのですね。そして同じ系統の抗菌薬の中でも化学構造をマイナーチェンジしながら種類が増えていったわけです。

　抗菌薬がこんなに多くの系統に分かれているなんて知りませんでした。

　さて，それではここから本題に入りたいと思います。抗菌薬とはどのような薬かということを理解する上でまず知っておきたいのは，抗菌作用の種類です。
　抗菌薬が細菌に及ぼす働きには，細菌の菌体そのものを破壊する殺菌作用と細菌の増殖を抑制する静菌作用の2種類があります。

> 殺菌作用：細菌の菌体そのものを破壊する。
> 静菌作用：細菌の増殖を抑制する。

　細菌を破壊する？増殖を抑える？

　この点を理解するには，細菌の増え方と細菌に対する抗菌薬の作用点を知っておく必要があります。

2 細菌の増え方

　細菌は人間のように個体がどんどん大きくなって成長していくことはありません。その代わりに自らが分裂してその数を増やしていきます。

　そうかぁ。細菌は自分が大きくなるんじゃなくて，同じものがどんどん増えていくんだ。成長というより増殖なんですね。

　そういうことです。
　細菌の増え方は2分裂を繰り返すことでなされます。まず，最初の細菌細胞がほぼ2倍近くまで大きくなります。それと並行して細胞内のDNAが複製されます。やがて細胞の真ん中に隔壁ができ，ひとつの細胞の中で2つのDNAが区切られ，その後，この2つは分離して2個の細胞になります（図2）。この2分裂を繰り返すことで細菌は増えていくわけです。

　意外と単純な増え方なんですね。

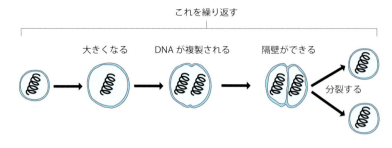

図2 細菌の2分裂

　　そして細菌が分裂し増えていく過程で重要なのが，菌体をかたち作る蛋白質の合成です。

　　お〜，ちょっと難しくなってきたぞぉ〜。

　　大丈夫ですよ。わかりやすくお話しますから。
　蛋白質を合成するのは最終的にRNAが行います。通常，RNAは細菌が持っているDNAを起点として，DNA ➡ 複製 ➡ DNA（RNAにかわるためのDNA）➡ 転写 ➡ RNAのプロセスでつくられます（図3）。多くの細菌では，こうしてできたRNAは，リボソーム70Sという場所で蛋白質を合成するための遺伝子情報の翻訳にかかわり，それによって蛋白質が合成されていきます。ここで重要なのが，最初のDNAから始まって蛋白質ができるまでの一連の流れにおいて，蛋白質合成に必要な遺伝子情報が受け渡されているということです。

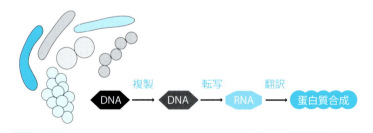

図3 細菌の増殖にかかわる蛋白質合成過程

　　先に述べましたが，細菌の増え方がわかれば，おのずと抗菌薬がターゲットとするものがみえてきます。

　　なるほど。

3 細菌に対する抗菌薬の効き方

さて，抗菌薬の作用は，細菌の菌体そのものを破壊するか，増える過程を邪魔するかということですが，そのために抗菌薬が攻撃目標とする細菌の標的部位は大きく分けて5つあります（図4）。

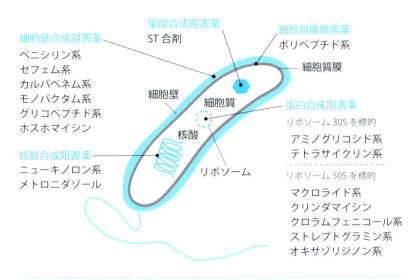

図4　抗菌薬の作用部位

抗菌薬は，これら5つを攻撃目標として開発されてきました。ではひとつずつ説明していきましょう。

❶ 細菌の菌体表面（細胞壁・細胞質膜）の攻撃と破壊

細菌を形づくっているのは細胞壁とその内側の細胞質膜です。細胞壁の重要な構成要素にペプチドグリカンと呼ばれるものがあり，これが作られる最終過程ではある重要な蛋白質が必要となります。その蛋白質に抗菌薬の成分が結合して機能を失わせることで，ペプチドグリカンの生成を邪魔するわけです。こうして細胞壁の強度が著しく低下すると，浸透圧により細菌内部が外へ漏れ出て菌体が破壊されるという仕組みです。この働きを細胞壁合成阻害作用と言い，それができる抗菌薬を細胞壁合成阻害薬と言います。

> **細胞壁合成阻害薬**
> βラクタム薬（ペニシリン系，セファロスポリン系，カルバペネム系，モノバクタム系），グリコペプチド系，ホスホマイシン

細胞壁の内側にある細胞質膜を攻撃する抗菌薬もあります．この種の抗菌薬は細胞質膜の構成成分であるリン脂質に結合して膜を損傷する働きをもっており，これにより細胞質膜は膜としての機能を失って，菌体が破壊されるわけです．この働きを細胞質膜障害作用と言い，その働きをもつ抗菌薬を細胞質膜障害薬と言います．

> 細胞質膜障害薬
> 　ポリミキシン B，コリスチン

　このように細菌の表面構造を攻撃するためには，常に菌体周囲をまんべんなく抗菌薬が取り囲んでいる必要があります．

❷細菌の中枢にある増殖司令塔（DNA）を攻撃

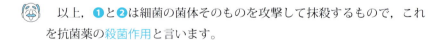　細菌の増え方のところで述べましたが，細菌は蛋白質を合成して分裂を繰り返しながら増殖します．この過程で蛋白質を合成するためのレシピ（遺伝子情報）が受け継がれるわけですが，この合成過程のどこかで，蛋白質合成のレシピを持っている DNA の合成を阻害して菌体を破壊する抗菌薬があります．ある抗菌薬は，DNA が複製されるところに作用して複製を阻害し，またある抗菌薬は RNA に転写されるところに作用して転写を阻害します．こうした抗菌薬の働きを核酸合成阻害作用と言い，その働きをもつ抗菌薬を核酸合成阻害薬と言います．

> 核酸合成阻害薬
> 　ニューキノロン系薬，メトロニダゾール

　核酸合成阻害薬は，細菌の菌体内部に入り込んで核酸の場所まで到達し，そこをピンポイントで攻撃することによって，細菌の増殖に必要な情報を破壊します．

　以上，❶と❷は細菌の菌体そのものを攻撃して抹殺するもので，これを抗菌薬の殺菌作用と言います．

　え～，菌体を抹殺するのが殺菌作用っと．

❸細菌の増殖に必要な物質を合成する工場を攻撃

　細菌が増えるために蛋白質を合成する最終過程では，RNA がリボソーム 30S，70S という場所で遺伝子情報を翻訳し，蛋白質を合成しています．このリボソームに作用して蛋白質の合成を阻害する抗菌薬を蛋白合

成阻害薬と言います。

> **蛋白合成阻害薬**
> リボソーム 30S を標的
> 　アミノグリコシド系，テトラサイクリン系
> リボソーム 70S を標的
> 　マクロライド系，クリンダマイシン，クロラムフェニコール系，ストレプトグラミン系，オキサゾリジノン系

　抗菌薬の作用には，細菌の菌体を破壊する殺菌作用と違って，増殖に必要な蛋白質をつくらせない，つまり増殖を抑制する作用もあるのです。これを抗菌薬の静菌作用と言います。

　菌体の破壊じゃなくて増殖を抑えるんですね。

　それと蛋白質以外に細菌の増殖に必要な物質として葉酸（ビタミンB9）がありますが，この葉酸の合成を阻害する抗菌薬があります。それがST合剤です。Sはサルファ剤のスルファメトキサゾール，Tはトリメトプリムのことで，本剤を葉酸合成阻害薬と言います。

> **葉酸合成阻害薬**
> 　スルファメトキサゾール・トリメトプリム（ST合剤）

4 選択毒性について

　ここで抗菌薬ならではの特性についてお話しておきたいと思います。

　抗菌薬ならではの特性…？

　抗菌薬は他の医薬品と大きく異なる点があるのです。それは何だと思いますか？

　う～ん，何だろう…。

　医薬品というのは，たいてい人間の体に直接作用することで治癒を助けますよね。ところが抗菌薬は人間の体には直接作用せず，体内で感染症を起こしている細菌細胞にのみ作用しているわけです。抗菌作用が人間の細胞に向けられてしまったら困るでしょ。

あっ，そうか。

これは，抗菌薬や抗真菌薬，抗ウイルス薬といったいわゆる抗微生物薬全般に言えることなんですけどね。

抗菌薬には，ヒトの細胞には作用せず，細菌の細胞にのみ攻撃を加える特性があります。これを選択毒性（対象を選択して毒性を発揮する）と言います（図5）。何故このようなことができるかというと，ヒトのような動物細胞と細菌の細胞では表面構造が異なるからです。たとえば，動物細胞には細胞壁がありません。ですから細胞壁合成阻害作用は，細胞壁を持つ細菌にしか作用しないのです。また蛋白合成阻害作用では，細菌のリボソーム（70S）には作用しますが，動物細胞のリボソーム（80S）には作用しないように作られています。

なお，選択毒性はあくまでヒトの細胞には毒性がないということであって，副作用とは別の話になります。ちなみに抗菌薬の主な副作用については，巻末（p.111）に一覧表にまとめてありますので，そちらをご覧ください。

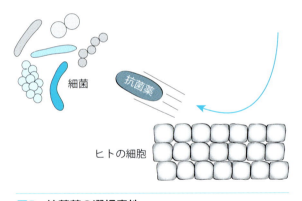

図5 抗菌薬の選択毒性

私たちの目に見えないところで，細菌と抗菌薬のいろんな闘いがあるんですね。

その通りです。さて，以上で実際の臨床現場で抗菌薬を使う際にどうしても知っておいていただきたい基本的なお話は終わりです。ここまでのお話を踏まえて，次のPart 2では，医療関連感染ごとに抗菌薬が臨床現場でどのように使われているかをみていきたいと思います。

Part 2 医療関連感染 vs 抗菌薬

1 カテーテル関連血流感染と抗菌薬

学習キーワード

血管カテーテル／カテーテル関連血流感染（CRBSI）／血液培養／コンタミネーション／グラム染色／エンピリック・セラピー／MRSA／多剤耐性菌

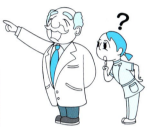

コーキン博士　ハテナちゃん

　ここからは医療関連感染をひとつずつ取り上げながら抗菌薬の使い方についてお話していきたいと思います。まず最初はカテーテル関連血流感染です。血管内にカテーテルを留置することに起因する血流感染ですね。英語でcatheter-related bloodstream infections，略してCRBSIですので以下CRBSIと呼ぶことにします。

　血流感染は怖いですよね。

　そうです。血流感染は，血液中に病原微生物が侵入して起こるわけですから，ひとたび感染すると，血管を通って瞬く間に病原微生物が全身を駆け巡り，菌血症という大変重篤な感染症を引き起こしてしまうのです。菌血症には，一過性，間欠性，持続性の3つのタイプがありますが，CRBSIは持続性菌血症に含まれます。

1 カテーテル関連血流感染の概要

　血管に用いるカテーテルにはいくつか種類がありますが，中でも病院で最も頻繁に使用されるのは，中心静脈カテーテル（CVC；central venous catheter）ですから，これを例にとって以降のお話を進めていきますね。

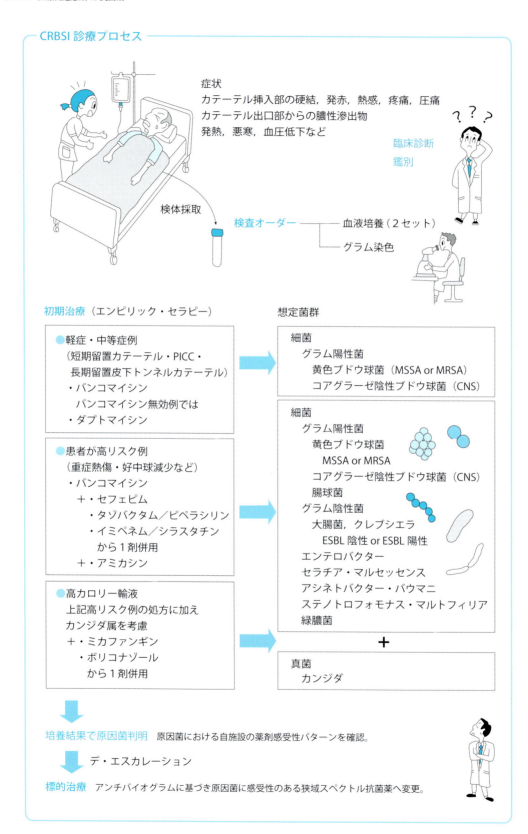

中心静脈カテーテルが必要な場合とは，経口による栄養摂取が困難であったり，高カロリー輸液を必要としたり，とにかく患者さんの全身状態が悪い状況ということになります（表1）。当然，体力も免疫力もかなり落ちていますので，そこに感染症，それも血流感染症が加わるのは，極めて危険であることは容易に想像できると思います。

表1　中心静脈カテーテルの適応

- 経口，経腸栄養による栄養サポートが困難。
- 高カロリー輸液を必要とする。
- 静脈ルートとして末梢血管が確保できない。
- 薬剤の投与ルートが中心静脈である必要がある。
- 透析時のバスキュラーアクセス　など

ではここでCRBSIが起きてしまう原因についておさらいしておきましょう。CRBSIの主な原因には，カテーテル挿入部，ライン接続部，薬液の汚染，医療従事者の不衛生な手指があると言われています（図1）。

ドキッ！

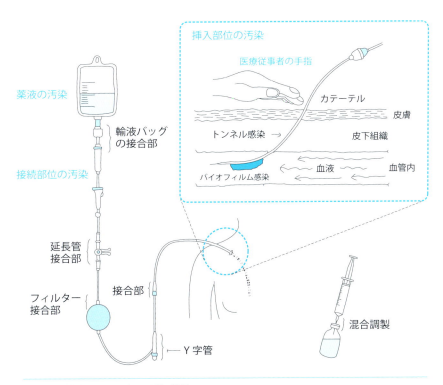

図1　血管カテーテルの汚染部位

さて，CRBSIの様態は実に様々です。どういう状態をCRBSIと判断するか。これがわかっていないと診断できませんし，治療を始めることもできません。したがって，まずはCRBSIの臨床的な定義を知っておく必要があります。定義を理解しておけば患者さんの変化に気づくことができるわけです。参考までにIDSA（米国感染症学会）が示すCRBSIの臨床定義（表2）をご紹介しましょう。

　CRBSIの徴候は，血液中のみならなず，カテーテル挿入部やその周辺から様々なかたちでみられます。たとえばカテーテル挿入部の硬結，発赤，熱感，疼痛，圧痛などです。もちろんカテーテル留置時に急性の発熱があれば，CRBSIを疑う大きな根拠となります。さらに重症化していくと，血圧低下，循環障害，臓器障害といった症状がみられるようになり，一刻の猶予も許されない事態となっていきます。

　気づくべきところはいろいろあるんですねェ。

表2　CRBSIの臨床的定義

カテーテルへの菌の定着	カテーテル先端，皮下カテーテル断片，カテーテルハブから1種類以上の微生物の有意な発育がみられる。
静脈炎	カテーテル挿入部の静脈に沿ってみられる硬結，発赤，熱感，疼痛，圧痛
出口部の感染	微生物学的 カテーテル出口部の滲出物に微生物を認める。
	臨床的 カテーテル出口部の2cm以内に紅斑，硬結，圧痛を認める。発熱やカテーテル出口部からの膿性滲出物などの他の感染徴候を伴うことがある。
トンネル感染	カテーテル出口から2cm以上離れて，皮下トンネルに沿って圧痛，紅斑，硬結を認める。
ポケット感染	完全埋込デバイスの皮下ポケットに感染性の液体貯留を認める。しばしば，ポケット上の皮膚の圧痛，紅斑，硬結，自然破裂や排液，皮膚の壊死を伴うことがある。
血流感染	注射液関連 注射剤と末梢から採取された血液から一致した微生物が発育し，他に明らかな感染源が認められない。
	カテーテル関連 血管内デバイスの存在する患者の末梢静脈から採取された1本以上の血液培養が陽性の菌血症あるいは真菌血症で，感染の臨床症状（発熱，悪寒，血圧低下など）を認め，（カテーテル以外に）その他の明らかな血流感染源がない。

★本定義は感染管理サーベイランス活動で用いられる定義と異なることに注意する。
（Clinical Practice Guidlines for the Diagnosis and Management of Intravascular Catheter-Related Infection, 2009より）

患者さんの外観の変化への気づきに最初に遭遇するのは，多くの場合，ケアに直接かかわる看護師の方々だと思います。こうした日常ケアの中での気づきの段階からすでに治療の第一歩がスタートしているわけでして，看護師のみなさんもそこに参加しているということなのですね。

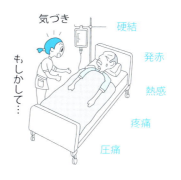

2 初期治療—エンピリック・セラピー

カテーテルを挿入した患者さんに血流感染の疑いがあるとなったら，次に行うことは3つあります。まず患者さんに挿入されているカテーテルが感染源の可能性が高いわけですから，これを一旦抜きます。そして速やかに血液培養とグラム染色を検査部にオーダーします。これと並行して血流感染ではただちに治療に入らなくてはなりません。抗菌薬による初期治療（エンピリック・セラピー）を開始します。

カテーテルの抜去
検査オーダー；血液培養，グラム染色
初期治療；抗菌薬

初期治療と言っても，この段階では血流感染を起こしている病原微生物はまだわかっていませんよねぇ。

その通り。微生物学検査の結果が出るまでは，どんな菌が原因菌なのかはわかりません。それと血液培養の結果が出るまでに通常は5日程度を要します。しかし，相手は血流感染です。できるだけ早い段階で治療を開始したいところです。とは言え，ただ闇雲に抗菌薬を投与すればよいというわけにはいきません。

ではどうするんですか？

血管カテーテルを原因とした血流感染を治療する場合，想定すべき菌種はある程度絞られてきます（表3）。したがって，まずは，複数ある想定菌種をできるだけカバーできる抗菌活性をもった抗菌薬を最初に使います。

表3　カテーテル関連血流感染で想定する主な病原微生物

細菌		
	グラム陽性菌	黄色ブドウ球菌 　MSSA 　MRSA コアグラーゼ陰性ブドウ球菌（CNS） 　⇒主に表皮ブドウ球菌 腸球菌 　エンテロコッカス・フェカーリス 　エンテロコッカス・フェシウム
	グラム陰性菌	大腸菌，肺炎桿菌 　ESBL陰性 　ESBL陽性 エンテロバクター属 セラチア・マルセッセンス アシネトバクター・バウマニ ステノトロフォモナス・マルトフィリア 緑膿菌
真菌		
		カンジダ属

　中でも多いのが，黄色ブドウ球菌とコアグラーゼ陰性ブドウ球菌（CNS）の2種類です。コアグラーゼ陰性ブドウ球菌（CNS）の代表的なものは表皮ブドウ球菌です。

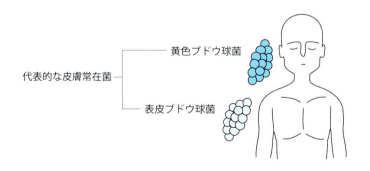

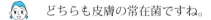

　どちらも皮膚の常在菌ですね。

　CRBSIの感染経路にはカテーテル挿入部の皮膚常在菌がカテーテル外壁を伝って体内に侵入する経路と輸液ラインの接続部が環境菌などに汚染されることによってカテーテル管腔内を通り体内に侵入する経路（図2）がありますが，CRBSIの感染経路としては前者が多いと言われています。したがって，黄色ブドウ球菌やコアグラーゼ陰性ブドウ球菌（CNS）

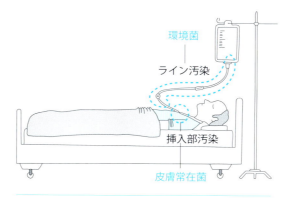

図2 CRBSIの感染経路

（主に表皮ブドウ球菌）といった皮膚の常在菌を原因菌として第一に想定します。

ここでひとつ重要なポイントがあります。現在，病院で検出される黄色ブドウ球菌の大半はメチシリン耐性黄色ブドウ球菌（MRSA）です。メチシリン耐性と言ってますが，実際はメチシリン以外の複数の系統の抗菌薬にも耐性を示す多剤耐性菌なのです。

よく知ってます。MRSAは感染管理でも最大のライバルです！

したがって，CRBSIの初期治療においては，原因菌として想定する細菌には必ずMRSAを含めて考えておくことが基本中の基本になります。したがって，軽症〜中等症例では抗MRSA薬と呼ばれるMRSAを適応菌種に持つ抗菌薬の中から選択します。現在，日本で使用できる抗MRSA薬は5剤ありますが（表4），通常，第一選択薬としてはバンコマイシンを使うことが推奨されています。

表4 抗MRSA薬

| バンコマイシン（VCM） |
| テイコプラニン（TEIC） |
| アルベカシン（ABK） |
| リネゾリド（LZD） |
| ダプトマイシン（DAP） |

処方例

軽症〜中等症例（成人；腎機能正常例）
・バンコマイシン 1回15-20mg/kg 静注　12時間ごと
＊処方量は日本の保険適用量と異なる場合もあるため添付文書にてご確認下さい。

今申し上げた治療は，患者さんに発熱はあるが，血圧低下や臓器障害といった重篤な症状はみられない比較的軽症〜中等症の患者さんに対して行われるものです。この場合の初期治療は，最初からMRSAを最重要ターゲットにしていますから，使用する抗菌薬は抗MRSA薬，つまり狭域スペクトルの抗菌薬による標的治療ということになりますね。

重症の患者さんの場合はどうするんですか？

血流感染では，重症熱傷や好中球減少の状態，また発熱以外に血圧低下や循環不全，臓器不全を伴う場合に重症と判断します。また重症例では，MRSA以外の細菌も原因菌の可能性がありますから複数の菌種を想定しなくてはなりません。さらに高カロリー輸液を受けているケースでは，真菌のカンジダ属の関与も考えられますから，抗真菌薬の投与も考慮する必要が出てきます（図3）。

そうなると，バンコマイシンだけでは足りませんよね。

先ほどお話したようにCRBSIの原因微生物には，MRSAなどのグラム陽性菌のほかに緑膿菌をはじめとするグラム陰性菌や真菌の*Candida*

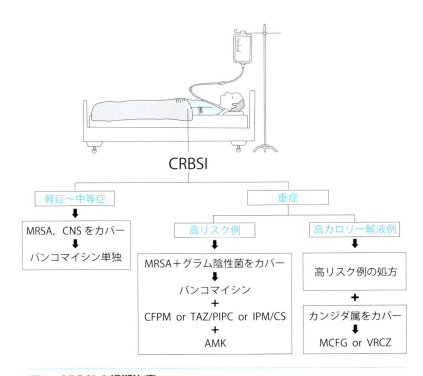

図3　CRBSIの初期治療

albicans があります．したがって，患者さんの状態に応じて想定しうる菌をできる限りカバーできるようにいくつかの抗菌薬，場合によって抗真菌薬を併用して使います．

> **処方例**
>
> 重症例
> ● 高リスク例（重症熱傷，好中球減少症など）
> ・バンコマイシン 1回 15-20mg/kg 静注　12時間ごと
> ＋セフェピム 2g 静注　8時間ごと
> 　または
> 　タゾバクタム／ピペラシリン 1回 4.5g 静注　8時間ごと
> ＋アミカシン 1回 7.5mg/kg 静注　12時間ごと
> ● 高カロリー輸液投与例
> 　上記高リスク例の処方にカンジダ属対応として抗真菌薬を追加
> ・ミカファンギン 1回 100mg 静注　24時間ごと
> ＊処方量は日本の保険適用量と異なる場合もあるため添付文書にてご確認下さい．

 抗菌薬を併用することでターゲットに幅ができるわけですね．

 そうです．重症例では最初から複数の菌を想定して治療を行います．

ひとつ付け加えておきますと，軽症例でも重症例でも MRSA を狙ってバンコマイシンを使用しますが，実は MRSA の中にバンコマイシンに耐性を示す菌がいまして，これをバンコマイシン耐性黄色ブドウ球菌（VRSA）と言います．患者さんを苦しめている菌が VRSA であれば，バンコマイシンによる治療効果は期待できません．この場合は，バンコマイシンに替えて同じく抗 MRSA 薬のダプトマイシンを用います（図4）．

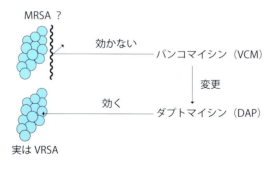

図4　バンコマイシン無効例の対応

> **処方例**
>
> バンコマイシン無効例
> ・ダプトマイシン 1回 6mg/kg 静注　24時間ごと

3 標的治療

👨 血液培養の結果が出たら標的治療に切り替えるわけですが，その前に注意しておきたいことがあります。

👧 何でしょうか？

👨 それは，血液培養で検出された菌が本当にCRBSIを起こしている菌かどうかということです。採血時に皮膚常在菌が混入する汚染（コンタミネーション）も考えられますからね。だから，血液は必ず2セット以上採取してコンタミネーションの可能性を減らしているのです。
　ちなみにあくまでもひとつの目安ですが，グラム陽性桿菌が検出された場合はコンタミネーションと考えられます。判断が難しいのは皮膚常在菌の表皮ブドウ球菌です。この菌はCRBSIの原因菌になり得ますので，CRBSIに特徴的な臨床像がある，複数検体から同様に検出される，といった他の要素も確認しながら評価を下さなくてはなりません。

👧 念には念を入れないといけないんですね。

👨 そういうことですね。それと血流感染症ではもう一つ大切なことがありましたね。前にもお話しましたが，血流感染症で培養陽性の黄色ブドウ球菌（MRSAを含む）とカンジダ属は，治療によって陰性化したことを培養検査で必ず確認する必要があるというお話です。

👧 そうでした。

👨 血流感染症では，遠隔病変として黄色ブドウ球菌（MRSAを含む）による膿瘍やカンジダ属による眼性病変が起きることがあります。したがって，血流感染症の治療では，こうした遠隔病変がないことも含めて培養検査で治療による陰性化を確認する必要があるのですね。

👧 遠隔病変の見落とし，厳禁！でしたね。

👨 その通りです。それで原因菌を絞り込むことができたら標的治療に切り替えます。原因菌がMRSAであれば，バンコマイシン（VRSAの場合はダプトマイシン）を継続しますが，それ以外の細菌が原因の場合は，初期治療で広域スペクトルの抗菌薬を使用していますから，原因菌に的を絞った狭域スペクトルの抗菌薬に変更しなければなりません（図5）。

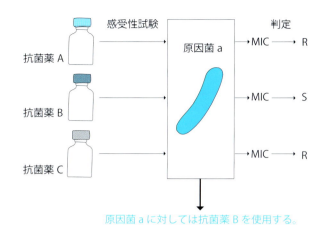

原因菌aに対しては抗菌薬Bを使用する。

図5　原因菌に対する最適な抗菌薬の選択

　デ・エスカレーションですね！

　ちゃんと覚えてましたね。
　さて，ここで注意していただきたいのは，各々の菌が感受性菌か耐性菌かによって選択する抗菌薬が大きく違うということです。
　大腸菌や肺炎桿菌を例にとると，ESBL産生菌か否かで使う抗菌薬は異なります。具体的には，ESBLを産生しない大腸菌や肺炎桿菌に対してはセフェム系のセフトリアキソンを，ESBL産生菌に対してはカルバペネム系のメロペネムやドリペネムを使うといった具合です。

> **処方例**
>
> 大腸菌（E. coli），肺炎桿菌（K. pneumoniae）
> ・ESBL非産生菌
> 　・セフトリアキソン　1回1-2g　24時間ごと
> ・ESBL産生菌（以下のいずれかを選択）
> 　・メロペネム　1回500mg 静注　8時間ごと
> 　・ドリペネム　1回500mg 静注　8時間ごと
> ＊処方量は日本の保険適用量と異なる場合もあるため添付文書にてご確認下さい。

　耐性菌かどうかによって使う抗菌薬は随分違うんですね。

　その通りです。そしてもちろん狭域スペクトルの抗菌薬に変更する際は，最終的に自施設のアンチバイオグラムで薬剤感受性パターンをよくみた上で原因菌に感受性のある抗菌薬を選択していくのです。

Part 2 医療関連感染 vs 抗菌薬

2 カテーテル関連尿路感染と抗菌薬

学習キーワード

尿路カテーテル／カテーテル関連尿路感染（CAUTI）／細菌尿／複雑性尿路感染症／耐性菌／症候性細菌尿／無症候性細菌尿

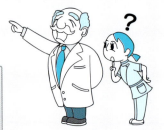

コーキン博士　ハテナちゃん

ここからはカテーテル関連尿路感染のお話です。英語で catheter-associated urinary tract infection，略して CAUTI。実は医療関連感染の中で尿路カテーテルに関連した尿路感染の発生が最も多いのです。

尿路にカテーテルを留置するケースは様々で，泌尿器系の障害による尿閉がある場合や手術時に必要とされる場合，あるいは終末期ケアに用いられていますね（表1）。

表1　尿路カテーテルの適応

①患者に急性の尿閉，膀胱出口部閉塞がある。

②重篤な患者の尿量の正確な測定が必要である。

③外科手技のために周術期に使用する必要がある。
　・泌尿器科手術または他の手術を受ける患者
　・長時間の手術が予想される患者
　・術中に大量の点滴または利尿剤が投与される患者
　・尿量の術中モニタリングが必要な患者

④尿失禁患者の仙椎部または会陰部の開放創の治癒を促す必要がある。

⑤患者を長期に固定する必要がある。

⑥終末期ケアの快適さを向上させたい場合。

CAUTI 診療プロセス

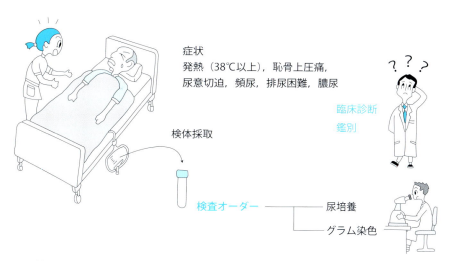

症状
発熱（38℃以上），恥骨上圧痛，
尿意切迫，頻尿，排尿困難，膿尿

臨床診断
鑑別

検体採取

検査オーダー ── 尿培養
　　　　　　　└ グラム染色

尿培養で陽性（尿 1mL あたりの細菌数が 10^5 以上）かつ 2 種類以下の微生物を確認。

カテーテルの抜去

初期治療（エンピリック・セラピー）　　　　　　　　想定菌群

以下から 1 剤選択する。
　第一選択
　・タゾバクタム／ピペラシリン
　・セフタジジム
　・セフェピム
　・メロペネム
　第二選択
　・シプロフロキサシン
　・パズフロキサシン

重症例ではアミノグリコシド系抗菌薬を併用。
　・ゲンタマイシンまたはアミカシン

細菌
　大腸菌
　緑膿菌
　肺炎桿菌
　エンテロバクター
　腸球菌
　S. saprorhyticus

カンジダ属を疑う場合は上記処方に
加え抗真菌薬を追加
　・ミカファンギン or ボリコナゾール

真菌
　カンジダ

培養結果で原因菌判明　原因菌における自施設の薬剤感受性パターンを確認。

　デ・エスカレーション

標的治療　アンチバイオグラムに基づき原因菌に感受性のある狭域スペクトル抗菌薬へ変更。

1 カテーテル関連尿路感染の概要

CAUTIは，尿路カテーテルをはじめとする採尿システムの汚染を契機として病原微生物が患者さんの体内に侵入することによって起こります。そしてこの感染リスクはカテーテルの留置期間が長いほど高くなるのです。これは尿中に細菌が存在するかどうかで判断するのですが，たとえば，留置期間が7〜10日の場合，尿路カテーテル留置中の患者さんの50％，留置期間が30日以上の場合，100％から尿中に細菌が認められる（細菌尿）と言われています。

基本的に尿路カテーテルはあまり長期間留置することは望ましくありません。

では確認の意味で，採尿システムにおける汚染部位をもう一度おさらいしておきましょう。

汚染部位は主に3ヵ所になります（図1）。

❶挿入部付近のカテーテルの外側の汚染；病原微生物はカテーテルの

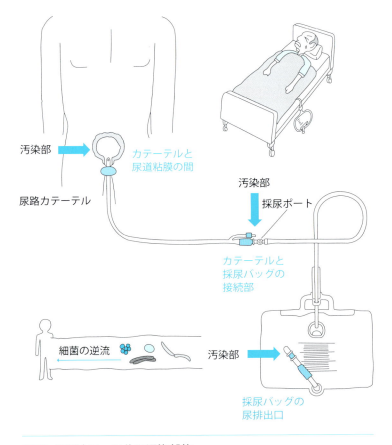

図1 尿路カテーテルの汚染部位

壁面と挿入部の隙間から尿管に入り込む。
❷カテーテルと採尿バッグの接続部の汚染；病原微生物はこの接続部からカテーテル内腔に入って逆行しながら尿管に入り込む。
❸採尿バッグの排液口の汚染；病原微生物は採尿バッグからカテーテル内腔を通って逆行しながら尿管に入り込む。

　ケアの際の清潔操作や尿が逆流しないように注意しないといけないんですよね。

　そうですね。さて，CAUTIですが，これは尿路感染症の中でも複雑性尿路感染症に分類されます（図2）。尿路感染症には上部尿路感染症として腎盂腎炎，下部尿路感染症として膀胱炎があり，それぞれ基礎疾患がないものを単純性尿路感染症，基礎疾患があるものを複雑性尿路感染症と言います。原因菌としては大腸菌などのグラム陰性菌が最も多く，次いでグラム陽性菌の腸球菌ですが，複雑性尿路感染症ではESBL産生菌，キノロン耐性菌などの薬剤耐性菌が多くなる傾向にあります（表2）。
　先ほどもお話しましたが，CAUTIを起こしているかどうかは，尿中に細菌が認められるか，つまり細菌尿か否かということで判断すると言いましたね。それでもし細菌尿が認められれば，次に治療を考えるわけですが，ここでひとつ注意しておきたいことがあります。

　何でしょうか？

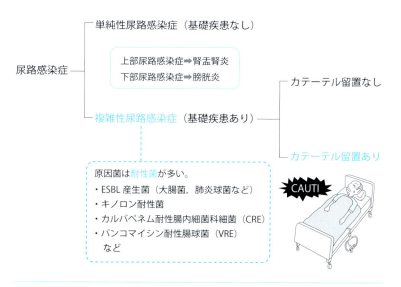

図2　尿路感染症におけるCAUTI

表2 カテーテル関連尿路感染を起こす主な原因菌

細菌			
グラム陰性菌	大腸菌 緑膿菌 肺炎桿菌 エンテロバクター	原因菌の多くは薬剤耐性菌	
		・ESBL 産生菌（大腸菌，肺炎桿菌など） ・キノロン耐性菌 ・カルバペネム耐性腸内細菌科細菌（CRE） ・バンコマイシン耐性腸球菌 など	
グラム陽性菌	腸球菌		

　尿中の細菌数は，通常，尿 1mL 中に定量培養で得られたコロニー数（colony-forming units：CFU）で表します。そしてこの細菌のコロニー数が 10^5 CFU/mL 以上認められれば，その尿は細菌尿と定義されているのです（図3）。細菌尿は尿路感染症を疑う重要な要素ですが，細菌尿が認められても尿路感染症を発症していないケースもあるのです。つまり，発熱など尿路感染症にみられる症状がみられないのです。こういう場合の細菌尿を無症候性細菌尿と言います。

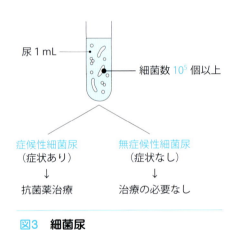

図3 細菌尿

　無症候性細菌尿の場合，治療はするんですか？

　尿培養で細菌が検出されても症状がなければ，原則的に抗菌薬による治療は行わず，経過をみます。ただし，妊婦さんや泌尿器科系の手術予定のある患者さんはその限りではありません。たとえば，妊婦さんの場合，お腹に胎児がいることによって腎臓から膀胱への尿流が停滞傾向になります。そのため急性腎盂腎炎を発症しやすくなるのです。したがって，妊婦さんの無症候性細菌尿に対しては急性腎盂腎炎の発症リスクを下げるために抗菌薬を使うわけです。

2 初期治療—エンピリック・セラピー

　では次に症状がある場合です。具体的には，発熱，悪寒，意識の変容といった全身症状などですが，細菌尿の患者さんにこれらの症状が見られれば，尿路感染症を疑い，速やかに尿路カテーテルを抜去します。同時にカテーテルからの採尿またはカテーテル抜去後48時間以内の尿の培養を検査部にオーダーします。尿の培養結果が出るには通常3日ほどかかりますので，それまでの間は抗菌薬による初期治療を行います。

　エンピリック・セラピーですね！

　はい。初期治療ではグラム陰性菌を最優先に考えます。最も検出頻度の高い大腸菌から緑膿菌，肺炎桿菌までをカバーする抗菌薬を選択します（図4）。治療期間は，経過や合併症の有無によって異なりますが，抗菌薬の効果が速やかにあらわれた場合は7日間，治療反応が乏しい場合は，10〜14日間，重症例では14〜21日間行います。

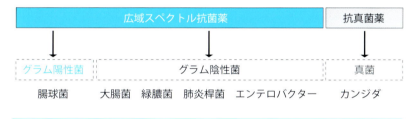

図4　CAUTIの初期治療

> **処方例**
>
> CAUTIのエンピリック・セラピー（以下から1剤を選択する）
> 第一選択
> ・タゾバクタム／ピペラシリン 1回 4.5g 静注　8時間ごと
> ・セフタジジム 1回 1〜2g 静注　8時間ごと
> ・セフェピム 1回 1〜2g 静注　8時間ごと
> ・メロペネム 1回 0.5〜1g 静注　8時間ごと
> 第二選択
> ・シプロフロキサシン 1回 300mg 静注　12時間ごと
> ・パズフロキサシン 1回 500mg 静注　12時間ごと
> --
> 重症例の初期治療ではアミノグリコシド系抗菌薬を1剤併用。
> ・ゲンタマイシン 5mg/kg 静注　24時間ごと
> ・アミカシン 15mg/kg 静注　24時間ごと
> ＊処方量は日本の保険適用量と異なる場合もあるため添付文書にてご確認下さい。

3 標的治療

　尿培養の結果が出れば，原因菌を絞り込むことができます。初期治療で使う抗菌薬は，広域スペクトルの抗菌薬ですから，自施設の薬剤感受性パターンを考慮し，アンチバイオグラムを参考にしながら感受性の良好な狭域スペクトルの抗菌薬に変更するわけです。

　デ・エスカレーションだ！

　ただ，CAUTIの原因菌は，ESBL産生，キノロン耐性，カルバペネム耐性といった多剤耐性菌が増加傾向にありますので，そういった状況も十分踏まえた治療が必要になってきます。

　ここでも多剤耐性菌が問題児になっているんですね。

　CAUTIは，医療関連感染の中で最も発生頻度の高い感染です。したがって，採尿システムの清潔管理をはじめとする日頃の感染対策が非常に重要になってくるのですが，それと併せて尿路カテーテルを留置した患者さんに感染が起こっていないかを日々しっかりと観察して，もし感染が起きているのであれば，できるだけ早く気づくことが，迅速に治療を開始する上でとても大切になってくるわけです。

Part 2 医療関連感染 vs 抗菌薬

3 手術部位感染と抗菌薬

学習キーワード

外科手術／手術部位感染（SSI）／周術期管理／抗菌薬／予防投与／手術創清潔度／常在細菌叢／投与時期／投与期間／急性腹症／胆道系感染症

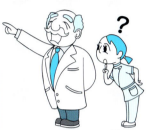

コーキン博士　ハテナちゃん

　医療関連感染の中で尿路感染に次いで多いのが，手術部位感染です。英語で surgical site infection，略して SSI ですね。

　SSI，知ってます，知ってます。

　ご存知のようですが，念のためちょっと復習しておきましょう。

1 SSI の概要

　SSI とは外科感染のひとつで，手術後 30 日以内に起こる術野の感染のことです。術野と言っても，SSI は手術部位の深さによって 3 つに分類されています（表1，図1）。

表1　SSI の分類と定義

分類	定義
①表層切開創 SSI	皮膚・皮下組織で起こる感染
②深部切開創 SSI	軟部組織・筋膜，筋で起こる感染
③臓器／体腔 SSI	臓器／体腔で起こる感染

SSI 予防・治療プロセス

周術期の抗菌薬予防投与・治療投与

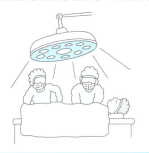

予防投与の適応
- クラス1；清潔創
- クラス2；準清潔創
- クラス3；汚染創

治療投与の適応
- クラス3；汚染創（高リスク例）
- クラス4；化膿創・感染創

● 消化器外科（上部消化管；食道，胃，空腸）
　ターゲット菌：常在菌叢（大腸菌，肺炎桿菌）
　　　　　　　　＋皮膚常在菌
　予防抗菌薬：セファゾリンなど

● 消化器外科（下部消化管；回腸，結腸，直腸，肛門）
　ターゲット菌：常在菌叢（バクテロイデスグループ，
　　　　　　　　腸内細菌科細菌）＋皮膚常在菌
　予防抗菌薬：セフメタゾール，フロモキセフ，
　　　　　　　セファゾリン＋メトロニダゾールなど

● 消化器外科（肝・胆・膵）
　ターゲット菌：腸内細菌科細菌
　予防抗菌薬：セファゾリン，セフメタゾールなど

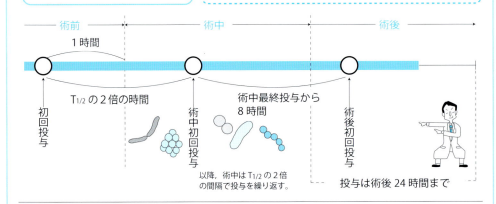

術前　　術中　　術後
初回投与 — 1時間 — 術中初回投与
$T_{1/2}$ の2倍の時間
術中最終投与から8時間
以降，術中は $T_{1/2}$ の2倍の間隔で投与を繰り返す。
術後初回投与
投与は術後24時間まで

SSI 発症後の抗菌薬による初期治療

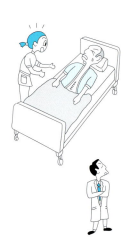

急性腹症の処方例（以下から1つを選択する）

軽症・中等症の場合
- タゾバクタム／ピペラシリン
- シプロフロキサシン＋メトロニダゾール
- セフェピム＋メトロニダゾール

集中治療管理が必要な重症例の場合
- イミペネム／シラスタチン
- メロペネム
- アンピシリン＋メトロニダゾール
　＋レボフロキサシン

想定菌
口腔内常在菌
大腸菌などのグラム陰性桿菌
緑膿菌

カンジダ属対応
　＋ミカファンギン or フルコナゾール

カンジダ属

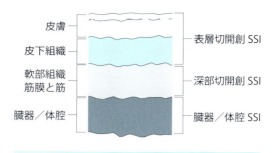

図1 切開創の深さによるSSIの分類

🧑‍⚕️ そもそも外科手術というのは，皮膚を切開し，術者の手袋をした手や手術器具類といった異物を体内にもぐり込ませて行う作業です。

　たとえば，大腸がんの手術ですと，患者さんを皮膚消毒して術野以外を滅菌布で覆った後は，手術部位の皮膚切開➡開腹➡腸切除➡腸管縫合と進み，腹腔内滅菌生食洗浄➡ドレーン留置の後閉腹・閉創➡創部のドレッシングで手術終了となります。この一連の作業のいたるところに感染リスクが潜んでいるのです。皮膚を切開すれば，皮膚の常在菌が術野に入り込んで感染を起こす可能性があります。消化管を開放・切除する際には腸内細菌叢が感染を起こしたりするわけです。このように外科手術は，それ自体が感染を誘発する状況をつくり出していると言えます。

👩 手術は感染と表裏一体なんですね。

🧑‍⚕️ だからSSIに対しては予防的に抗菌薬を使います。これは他の医療関連感染に対する使い方と大きく異なる特徴です。

👩 予防投与…。

🧑‍⚕️ SSIにおける抗菌薬の出番は，もちろん感染を起こしてしまった後の治療投与もありますが，感染を起こさないための予防投与が非常に重要なのです。

👩 他の医療関連感染対策で予防投与ってのは，あまり聞きませんねぇ。

🧑‍⚕️ 抗菌薬の投与は，感染症を起こしているであろう細菌に対して必要な時に必要な量を必要な期間使い，決して不要な投与を長々と続けてはいけないというのが原則です。これに対し予防投与はまだ起きていない感染症に対して抗菌薬を使うわけですから，この原則からは大きく外れま

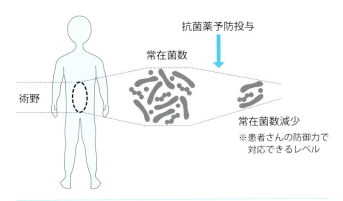

図2　SSI 予防のための抗菌薬予防投与の目的

　す。にもかかわらず，SSI には抗菌薬の予防投与を行わなければならない。これはつまり，手術によっていかに SSI が起きやすいかということを物語っているわけです。

　　外科手術はいかに感染リスクが高いかということですね。

　　そういうことです。
　外科手術における抗菌薬の予防投与の目的は，感染の発生率を下げるために手術部位の常在菌数を減らすことにあります（図2）。予防投与したからといって手術の対象臓器やその周辺を無菌化することはできませんが，術中に手術部位を汚染する細菌量をできるだけ少なくすることで SSI 発生のリスクを減らしているわけです。

　したがって，抗菌薬を予防投与しても術後に感染症が 100％起きないとは言い切れません。しかし，予防投与をしなければ，SSI の発症率は格段に上がってしまい，医療関連感染の中で尿路感染を抜いて，断トツ 1 位の発生率になってしまうでしょうね。

2 SSI に対する抗菌薬予防投与の適応

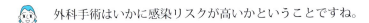

　　では，外科手術における抗菌薬の予防投与の基本的な枠組みについてもう少し具体的にみていきましょう。
　初めに申し上げておきますと，外科手術だからといってすべてのケースに予防投与が適応になるわけではありません。では，どんな場合に抗菌薬の予防投与は適応となるか。これには手術創の清潔度が関係してきます。手術創は清潔度によって清潔創，準清潔創，汚染創，化膿創・感染創という 4 つのクラスに分類されています（表2）。

表2　手術創の清潔度クラス分類

①清潔創（クラス1）	全く炎症のない非汚染創のこと。呼吸器，消化器，生殖器，尿路は含まれない。清潔創は本来閉鎖されているが，必要に応じて閉鎖式ドレナージによる排液が行われていてもよい。この基準を満たせば，非穿通創のために必要となった手術による切開創もこの清潔創に含まれる。
②準清潔創（クラス2）	監視された呼吸器，消化器，生殖器，尿路において通常汚染がない手術創のこと。特に胆道，虫垂，膣，口腔手術など，感染対策や術式に明らかな過失のない場合が含まれる。
③汚染創（クラス3）	開放創，浅創，偶発的な創傷を含む。さらに，滅菌や消毒技術に大きな破綻があった手術（たとえば，開胸心マッサージ），または消化管からの大量の排液，急性非化膿性炎症の生じた切開創などが汚染創に含まれる。
④化膿創・感染創（クラス4）	壊死組織の残存する陳旧性外傷，臨床的感染症，または消化管穿孔を伴う創などで，術後感染症を引き起こす病原微生物は術前からすでに手術領域に存在していたことを示唆する。

　清潔度によって適応が違うんですか？

　そうです。クラス1の清潔創とクラス2の準清潔創は予防的抗菌薬投与の適応になります。ただし，クラス1の清潔創でもリスクが低い場合には予防的抗菌薬は必要ないケースもあります。クラス3の汚染創では予防的抗菌薬の適応となり，さらにクラス3でもSSIのリスクが高いと考えられる症例や，クラス4の化膿創・感染創では，もはや予防ではなく，<u>治療として抗菌薬を使う</u>ことになります（表3）。

表3　手術創の清潔度クラス分類からみた抗菌薬投与の適応

①清潔創（クラス1）	抗菌薬予防投与の適応となるが，不要な場合もある。
②準清潔創（クラス2）	抗菌薬予防投与の適応となる。
③汚染創（クラス3）	SSIリスク因子の存在を参考に抗菌薬を予防投与する。SSIリスクが著しく高いと考えられる症例では治療的に抗菌薬を使用する。
④化膿創・感染創（クラス4）	予防投与でなく，治療投与として抗菌薬を使用する。

③ 予防投与する抗菌薬の選択基準

　次に予防投与で使う抗菌薬の選択基準について原則的なお話をします。当たり前の話ですが，抗菌薬を予防的に投与するということは，まだ感染症は起きていませんね。つまり，通常の感染症治療でターゲット

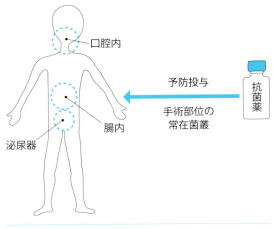

図3　抗菌薬予防投与のターゲット

とする原因菌は存在していない段階です。では術後感染の予防投与で使う抗菌薬は何をターゲットにするのでしょうか？

　何を？う〜ん。あっ！常在菌…かな？

　そうです。ターゲットは手術部位周辺にいる常在菌叢です（図3）。腸管系の手術であれば，腸内細菌叢がターゲットになります。手術では臓器やその周辺に術者の手袋や手術器具が入り込んでいろんな操作が行われます。それに伴って周辺の常在菌も普段存在しない場所にまで散らばってしまい，そこに感染を起こすリスクが生まれます。でも術中はそれを避けることはできませんね。

　手術が優先だから仕方ないですね。

　ですから，抗菌薬を予防的に投与することによって，手術部位周辺の常在菌をできるだけ減らしておくわけです。常在菌ですから，普段は私たち人間の健康に寄与する，なくてはならない大切な存在なのですが，「手術中だけちょっとゴメンネ！」という意味合いで予防投与が行われるわけです。

　一時的に常在菌に犠牲になってもらうみたいな…。

　そういうことですね。ですから予防投与に用いる抗菌薬は，基本的に常在菌叢に抗菌活性のある薬剤を選択することになりますが，手術部位

から常在菌以外の細菌が検出された場合は，その菌にも抗菌活性のある薬剤を選択しなければなりません．

👧 常在菌って手術する場所によって違うんですか？

👨 はい，違います．心臓血管外科や脳神経外科，整形外科などで予防投与のターゲットにするのは，皮膚の常在菌が中心ですが，常在菌叢を有する臓器の手術，たとえば消化器外科や口腔外科などは，皮膚の常在菌と臓器特有の常在菌の両方が予防投与のターゲットになります（表4）．

👧 随分いろいろ分かれているんですね．

表4 手術別の術中汚染菌と予防抗菌薬の選択

心臓血管外科・一般外科・整形外科・脳神経外科・眼科	
ターゲット菌	皮膚常在菌（黄色ブドウ球菌，連鎖球菌）
予防抗菌薬	セファゾリン，スルバクタム／アンピシリンなど
消化器外科（上部消化管；食道，胃，空腸）	
ターゲット菌	常在菌叢（大腸菌，肺炎桿菌）＋皮膚常在菌
予防抗菌薬	セファゾリンなど
消化器外科（下部消化管；回腸，結腸，直腸，肛門）	
ターゲット菌	常在菌叢（*Bacteroides fragilis* グループ，腸内細菌科細菌）＋皮膚常在菌
予防抗菌薬	セフメタゾール，フロモキセフ，セファゾリン＋メトロニダゾールなど
消化器外科（肝・胆・膵）	
ターゲット菌	腸内細菌科細菌（手術部位が常在菌叢に隣接）
予防抗菌薬	セファゾリン，セフメタゾールなど
口腔外科（口腔，咽頭，喉頭）	
ターゲット菌	常在菌叢（口腔内嫌気性菌，連鎖球菌）＋皮膚常在菌
予防抗菌薬	スルバクタム／アンピシリン，セフメタゾール，フロモキセフなど
泌尿器科（尿道，膀胱，尿管，腎，前立腺）	
ターゲット菌	腸内細菌科細菌（手術部位が常在菌叢に隣接）
予防抗菌薬	セファゾリン，セフメタゾール，スルバクタム／アンピシリン，アミノグリコシド系抗菌薬など
胸部外科（肺・気管）	
ターゲット菌	腸内細菌科細菌（手術部位が常在菌叢に隣接）
予防抗菌薬	スルバクタム／アンピシリンなど

😊 手術する臓器が違えば，予防投与のターゲットも使う抗菌薬も少しずつ違ってきますね。

4 予防投与のタイミングと投与期間

😊 さて，外科感染予防のための抗菌薬投与のタイミングですが，これは術前，術中，術後の3つに分かれます（図4）。

まず術前の投与です。手術が始まってから術野に常在菌がウヨウヨいては，マズイですね。少しでも細菌数を減らしておきたいわけです。そのためには手術が始まる時点ですでに十分な抗菌作用を発揮する濃度の抗菌薬が手術部位に到達していなくてはなりません。そのタイミングは，通常，切開する前1時間以内とされていて，投与回数は1回です。

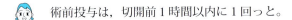
術前…切開前1時間以内に1回投与

😊 術前投与は，切開前1時間以内に1回っと。

😊 次に術中の投与です。これは手術が長時間に及ぶ場合，術中に追加で再投与するということです。再投与は，一般的に抗菌薬の半減期（抗菌薬の濃度が半分になるまでに要する時間）の2倍の間隔で行われます。半減期は抗菌薬によって異なりますから，使用する抗菌薬の半減期を確認の上，その2倍の時間を投与間隔にします。たとえば，予防投与でよく使われるセファゾリンの場合，半減期は，腎機能正常者で1.2〜2.2時間ですから，投与間隔はだいたい3〜4時間ということになります。ただし，腎機能が低下した患者さんの場合は，再投与の間隔をもっと長くするなどの調整が必要になります。

ちなみに投与間隔は，手術開始時からではなく，術前の予防投与終了時からの時間になりますので，注意しておいてください。

😊 投与間隔は半減期の2倍っと。

😊 最後に術後投与ですが，これについては手術終了後でも数時間程度，適切な抗菌薬濃度が体内で保たれていれば，術後投与の必要はないという報告が数多くあります。ただし，すべてのケースで術後投与が必要ないというわけではありません。継続投与が必要な場合もあります。ここで問題となるのが，一体いつまで続けるかということです。つまり，投与期間ですね。一般に，48時間を超える術後の抗菌薬予防投与は耐性

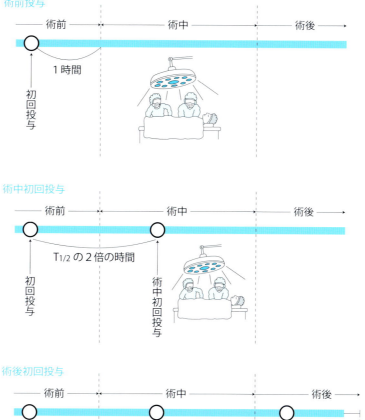

図4　周術期の抗菌薬投与のタイミング

菌による術後感染のリスクを高めると言われています。このようなことから日本では，術後の投与期間を24時間と区切って，再投与を考慮する考え方になっています。なお術後に再投与する場合，腎機能正常者での術後初回投与は，術中の最後の投与から8時間の間隔をあける必要があるとされています（腎機能低下者では投与間隔は延長）。

術後の予防投与は8時間ごとで，耐性菌感染を避けるために投与期間は24時間までっと。

5 予防投与の投与量

👨 次は，術後感染の予防投与で使う抗菌薬の投与量についてお話します。と言っても，実は予防であれ治療であれ投与量は同じなのです。

👩 えっ！そうなんですか！

👨 たとえば，予防投与でよく使われるセファメジンの場合，1回の予防投与量は1g（体重80kg以上では2g），スルバクタム／アンピシリンでは1回の予防投与量は1.5〜3g（体重80kg以上では3g），メトロニダゾールでは1回の予防投与量は500mg（体重80kg以上では1,000mg）ですが，いずれも通常の投与量と同じです。

👩 でもどうして同じなんですか？

👨 予防的に使うと言っても，手術部位の常在菌叢にしっかり抗菌活性が届かなければ意味がないわけで，あくまでも抗菌薬 vs 細菌の関係であることに変わりはないのですから，治療に使う投与量と同じでないと予防効果は期待できないんですね。

👩 予防だから量を少なくするわけじゃないんだぁ。

👨 常在菌だからといって，感染症を起こす菌より弱いということはありませんから，殺菌するからには治療で使う時と同じ投与量でいかないと，ちゃんと予防できないわけです。

👩 なるほど，納得できました。

6 SSI の治療

👨 予防投与の甲斐なく，SSIを発症してしまったら治療しなければなりません。治療でまず行うべきことは，どの部分で起こっているSSIかを明確にすることです。冒頭でもお話しましたが，SSIは手術部位の深さによって表層切開創SSI，深部切開創SSI，臓器／体腔SSIの3つに分類されています。そして感染部位を突き止めた後は，部位ごとの常在菌を念頭に置いた抗菌薬による初期治療を開始し，原因菌を絞り込んだ段階で標的治療に移行します。

では，ここでSSIとして代表的な急性腹症と胆道系感染症を例にとって，その初期治療例を紹介してみたいと思います。

急性腹症は，消化管穿孔や虫垂炎破裂，大腸憩室炎穿孔などを契機として起きますが，原因菌としては，腸内細菌科細菌，バクテロイデス属などの嫌気性菌，緑膿菌，真菌のカンジダ属（*Candida albicans* など）を想定します。急性腹症には市中発症型と院内発症型がありますが，SSIは院内発症型ですので，原因菌として緑膿菌やカンジダ属も考慮しておく必要があります。

> 院内発症の急性腹症の主な原因菌
> ・腸内細菌科細菌＋嫌気性菌（バクテロイデス属）＋緑膿菌
> 　＋カンジダ属＊（*Candida albicans* など）＊真菌

急性腹症の治療ですが，まず考えるべきことは，緊急手術が必要か否かということです。緊急手術か保存療法でいくべきかは経過をみて判断します。基本的に重症例では外科手術の適応となります。

抗菌薬の治療の場合，選択する薬剤はグラム陰性菌と嫌気性菌をカバーできることが基本です。嫌気性菌（バクテロイデス属）に対してはメトロニダゾールを併用します。急性腹症の対応は，軽症・中等症例と重症例とで抗菌薬の選択が異なりますので以下に処方例を紹介します。

> **処方例**
>
> 急性腹症
> ● 軽症・中等症の場合（以下から選択する）
> ・タゾバクタム／ピペラシリン　1回4.5g 静注　8時間ごと
> ・シプロフロキサシン　1回400mg 静注　12時間ごと
> 　＋メトロニダゾール　1回1g 静注　12時間ごと
> ・セフェピム　1回1g 静注　8時間ごと
> 　＋メトロニダゾール　1回1g 静注　12時間ごと
> ● 集中治療管理が必要な重症例の場合（以下から選択する）
> ・イミペネム／シラスタチン　1回0.5g 静注　6時間ごと
> ・メロペネム　1回1g 静注　8時間ごと
> ・アンピシリン　1回2g 静注　6時間ごと
> 　＋メトロニダゾール　1回500mg 静注　6時間ごと
> 　＋レボフロキサシン　1回750mg 静注　24時間ごと
> ● カンジダ属対応（上記処方に抗真菌薬を追加）
> ・＋ミカファンギン　1回150mg 静注　24時間ごと
> 　　または
> 　　フルコナゾール　1回100-400mg 静注　24時間ごと
> ＊処方量は日本の保険適用量と異なる場合もあるため添付文書にてご確認下さい。

次に胆道系感染症です。ここで想定すべき原因菌は，腸内細菌科細菌，腸球菌属，嫌気性菌，まれにカンジダ属です。

> 胆道系感染症の主な原因菌
> ・腸内細菌科細菌　約 70%
> ・腸球菌属　約 15%
> ・嫌気性菌（バクテロイデス属，クロストリジウム属など）　約 15%
> ・カンジダ属*（*Candida albicans* など）　＊真菌　まれ

胆道系感染症の治療は，急性閉塞性化膿性胆管炎ではドレナージが必須ですが，それ以外は重症度にあわせて抗菌薬による治療を行います。以下に処方例を紹介します。

> **処方例**
>
> 胆道系感染症
> ●軽症・中等症の場合
> ・タゾバクタム／ピペラシリン　1 回 4.5g 静注　8 時間ごと
> ●集中治療管理が必要な重症例の場合（以下から選択する）
> ・イミペネム／シラスタチン　1 回 0.5g 静注　6 時間ごと
> ・シプロフロキサシン　1 回 400mg 静注　12 時間ごと
> 　　＋メトロニダゾール　1 回 500mg 静注　6 時間ごと
> ＊処方量は日本の保険適用量と異なる場合もあるため添付文書にてご確認下さい。

このように SSI の治療でも初期治療には広域スペクトルの抗菌薬を使用しますので，培養など微生物学検査の結果が出て，原因菌を絞り込むことができたら，すみやかに狭域スペクトルの抗菌薬に変更しなければなりません。

デ・エスカレーション！

そうです。いたずらに耐性菌を生まない努力は，SSI の治療においても求められるのです。

Part 2 医療関連感染 vs 抗菌薬

4 人工呼吸器関連肺炎と抗菌薬

学習キーワード

人工呼吸器／人工呼吸器関連肺炎（VAP）／医療ケア関連肺炎（HCAP）／早期発症型／晩期発症型／多剤耐性菌／人工呼吸器関連気管気管支炎（VAT）

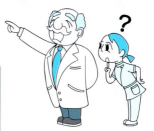

 肺炎は従来，病院外で発症した市中肺炎（CAP：community-acquired pneumonia）と入院後48時間以降に発症した院内肺炎（HAP：hospital-acquired pneumonia）の2つに分類されてきました．しかし，2005年に米国感染症学会（IDSA）が医療ケア関連肺炎（HCAP：healthcare-associated pneumonia）という新しい概念を示し，90日以内に2日以上の入院歴，あるいは90日以内に長期療養型施設への入所歴がある人に発症した肺炎と定義しています．日本では，HCAPの概念を国内の医療制度を考慮したかたちで医療・介護関連肺炎（NHCAP：nursing and healthcare-associated pneumonia）という概念を提唱し，2011年に医療・介護関連肺炎診療ガイドラインを公開しています．

このように肺炎の概念は発症する場所，あるいは医療提供の有無によって定義が分かれますが，この項では，入院治療中の患者さんに提供される医療に関連して発症する肺炎，とりわけ医療ケア関連肺炎として発症頻度の高い人工呼吸器の装着に関連した肺炎（人工呼吸器関連肺炎，VAP：ventilator associated pneumonia）を中心にお話します．

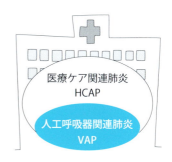

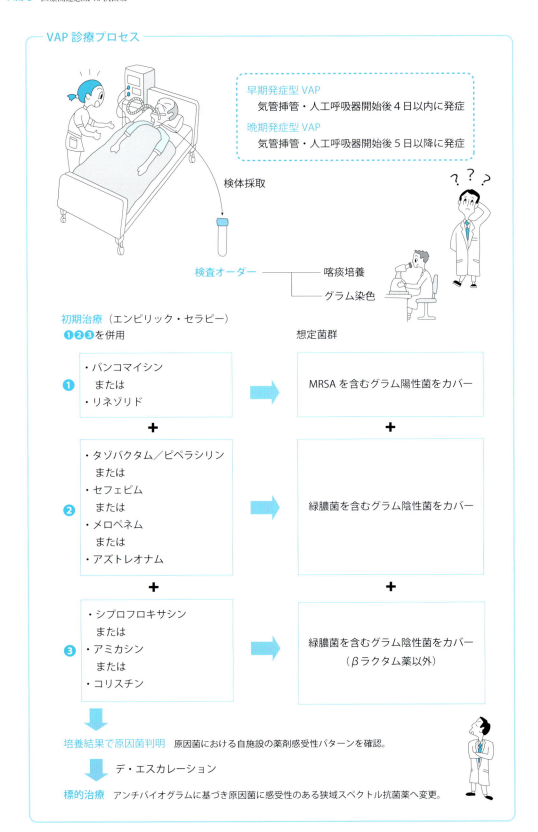

👩 人工呼吸器を付けた患者さんなので相当状態は悪いですよね。

👨 その通りです。人工呼吸器を装着するということは，患者さんの呼吸レベルが著しく低下した状態ですから，全身状態は相当に悪いわけです。当然，免疫力も低下していますから感染症に罹りやすい状態（易感染状態）です。そしてひとたび感染に罹ってしまったら重症化しやすい危険な状況が人工呼吸器を装着した患者さんにはあるわけです。

👩 ただでさえ苦しい状態なのに，そこに肺炎まで起きてしまっては，患者さんの負担は増すばかりですもんね。

1 VAPの概要

👨 ではここでVAPを少し整理しておきましょう。VAPは，人工呼吸器による管理中に誤嚥や吸入をきっかけとして病原微生物が下気道に侵入して起こる肺炎です。誤嚥の場合は口腔内あるいは鼻腔内の常在菌が気管内チューブを通って気管に入ったり，細菌を含んだ胃の内容物が逆流して気管に入ることで肺炎を起こしますが，吸入では不衛生な吸引操作や人工呼吸器回路の汚染，アンビューバッグやジャクソンリース回路の汚染を契機に細菌が気管に侵入することで肺炎を起こします。

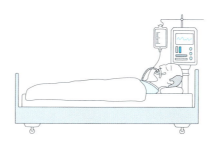

👩 吸引のほうは，私たち医療スタッフが普段のケアでかかわるところですから，身の引き締まる思いです。

👨 このVAPですが，発症時期によって早期発症型と晩期発症型の2つに分類されています。早期発症型VAPは，気管挿管して人工呼吸器を開始してから4日以内に発症するもので，原因菌の多くは抗菌薬に感受性の傾向が強く，予後は比較的良好と言われています。一方，晩期発症型VAPは，気管挿管・人工呼吸器開始から5日以降に発症したもので，原因菌は多剤耐性菌であることが多く，治療が難しいことから死亡率が高いとされています（図1）。

早期発症型 VAP	晩期発症型 VAP
人工呼吸器開始から　4日まで	5日以降
発症！	発症！
●気管挿管・人工呼吸器開始後4日以内に発症 ●原因菌は感受性菌であることが多く予後は比較的良好。	●気管挿管・人工呼吸器開始後5日以降に発症 ●原因菌は多剤耐性菌であることが多く死亡率が高い。

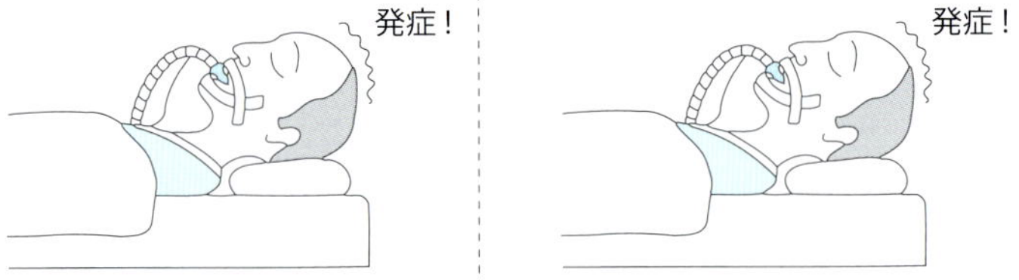

図1　VAPの分類

発症時期が遅いほど厄介なんですね。

次にVAPを起こす原因微生物についてお話したいと思います。VAPの原因微生物は，口腔・咽頭，気道，消化管といった患者さんの体内に由来するものと，環境に由来するものに分けられます（図2）。

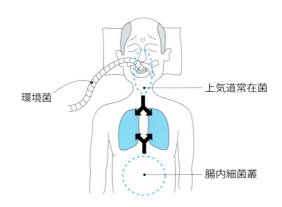

上気道由来
　肺炎球菌，インフルエンザ菌，モラクセラ・カタラーリス，MSSA，口腔内嫌気性菌 など

消化管由来
　肺炎桿菌，大腸菌，プロテウス属，エンテロバクター属，セラチア属，モルガネラ属，シトロバクター属などの腸内細菌 など

環境由来
　MRSA，緑膿菌，アシネトバクター属，ステノトロフォモナス属 など

図2　VAPの感染源と原因菌

😀 先ほどお話しましたように早期発症型 VAP と晩期発症型 VAP では，原因微生物に違いがあります（表1）。特徴としては，晩期発症型になると，多剤耐性菌の頻度が高くなり，抗菌薬治療が難しくなってきます。

表1 発症時期と原因微生物

早期発症型 VAP	肺炎球菌，インフルエンザ菌，MSSA，感受性の大腸菌・肺炎桿菌・エンテロバクター属
晩期発症型 VAP	上記に加えて，緑膿菌（MDRP を含む），ESBL 産生菌（大腸菌，肺炎桿菌など），アシネトバクター属（MDRA を含む），MRSA，レジオネラ属

2 初期治療—エンピリック・セラピー

😀 人工呼吸器を装着した患者さんに38℃以上の発熱があり，白血球増加（10,000/μL以上）や膿性の気道分泌物がみられ，胸部X線写真で新たな浸潤影を認めた場合に VAP を疑います。患者さんは呼吸機能が低下した状態で肺炎を発症していますから，迅速な診断と適切な治療が求められます。

まず喀痰培養とグラム染色を検査オーダーします。並行して抗菌薬による初期治療を開始します。この時，抗菌薬の選択にあたって注意しておきたいポイントがあります。

VAP の初期治療の基本は，できるだけ早い段階で原因菌に対して抗菌活性を及ぼし，治療効果をあげることです。先にお話しましたように VAP の患者さんは極めて状態が悪いわけですから，少しでも早く治療効果を上げなくてはなりません。そのために，MRSA を含むグラム陽性菌，緑膿菌をはじめとするグラム陰性菌をカバーできるように複数の抗菌薬を組み合わせて，漏れのない初期治療を行います。

😊 どんな治療を行うんですか？

😀 MRSA を含むグラム陽性菌をカバーできる抗菌薬から1剤，緑膿菌を含むグラム陰性菌をカバーできる抗菌薬でβラクタム系の抗菌薬から1剤，βラクタム系以外の抗菌薬から1剤を選択し，計3剤による併用療法を行います（図3）。

😊 原因菌を絶対逃さないぞ，って感じの治療ですね。

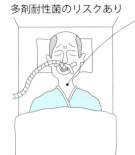

多剤耐性菌のリスクあり　　想定菌

MRSA，多剤耐性緑膿菌（MDRP），
ESBL産生菌（肺炎桿菌・大腸菌など）
腸内細菌，インフルエンザ菌

VAP初期治療の基本型

グラム陽性菌＋MRSAカバー　➡　抗MRSA薬
　　　　　　　　＋
グラム陰性菌＋緑膿菌カバー　➡　βラクタム薬
　　　　　　　　＋
グラム陰性菌＋緑膿菌カバー　➡　βラクタム薬以外の抗菌薬

図3　VAPの初期治療

　ただし，原因菌はあくまでも想定の段階の初期治療ですから，微生物学的側面からみて確定したものではありません。しかし，想定できるかぎりの菌をカバーする治療法で最初から挑まないと，もともと状態の悪い患者さんの初期治療としては大きく出遅れてしまいます。一刻を争う事態ですから治療の遅れは絶対避けなければなりません。

　おっしゃる通りです！

> **処方例**
>
> VAPの初期治療（以下の❶❷❸から1剤ずつ選択する）
>
> ❶ MRSAを含むグラム陽性菌をカバーする抗菌薬から1剤
> 　以下から1剤を選択する。
> 　・バンコマイシン　1回15mg/kg 静注　8〜12時間ごと
> 　・リネゾリド　1回600mg 静注　12時間ごと
> 　　　　＋
> ❷ 緑膿菌を含むグラム陰性菌をカバーするβラクタム薬から1剤
> 　以下から1剤を選択する。
> 　・タゾバクタム／ピペラシリン　1回4.5g 静注　6時間ごと
> 　・セフェピム　1回2g 静注　8時間ごと
> 　・メロペネム　1回1g 静注　8時間ごと
> 　・アズトレオナム　1回2g 静注　8時間ごと
> 　　　　＋
> ❸ 緑膿菌を含むグラム陰性菌をカバーするβラクタム薬以外の抗菌薬から1剤
> 　以下から1剤を選択する。
> 　・シプロフロキサシン　1回400mg 静注　8時間ごと
> 　・アミカシン　1回15-20mg/kg 静注　24時間ごと
> 　・コリスチン　1回2.5mg/kg 静注　12時間ごと
>
> ＊処方量は日本の保険適用量と異なる場合もあるため添付文書にてご確認下さい。

❸ 人工呼吸器関連気管気管支炎（VAT）

🧑‍⚕️　このように VAP になってしまうと治療は大変です。そこで何とか VAP になる前に手は打てないものかという考え方があります。最後にそれをご紹介しておきたいと思います。

👩　VAP になる前…？

🧑‍⚕️　人工呼吸器を装着した患者さんの場合，VAP を発症する前段階として，肺の上部にある気管や気管支に下気道感染症の症状が発現することがあるのです。これは人工呼吸器関連気管気管支炎（VAT；ventilator-associated trancheobronchitis）と呼ばれる臨床的な概念です。ただし，すべての VAT が VAP に移行するわけではないし，VAP のすべてに前段階として VAT が認められるとも限らないのです。

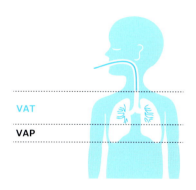

👦　そりゃまた微妙ですね。

🧑‍⚕️　しかし，VAP を発症してしまうと，患者さんの負担は格段に増え，治療はそう簡単ではありませんから，事前に少しでも手がかりを捉まえることができれば，それだけ臨床的な意義は大きいはずです。これは日頃行う患者さんのケアの中での「気づき」とも非常に深いかかわりがあると思いましたので紹介させていただきました。

Part 2 医療関連感染 vs 抗菌薬

5 クロストリジウム・ディフィシル感染症と抗菌薬

学習キーワード

抗菌薬／菌交代症／腸内細菌叢／抗菌薬関連下痢症・腸炎／CDトキシン産生／芽胞形成／便培養／嫌気培養／再発

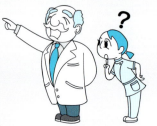

コーキン博士　ハテナちゃん

🧑‍⚕️　さて，次は**クロストリジウム・ディフィシル感染症**（*Clostridium difficile* infection；**CDI**）です。これがなぜ医療関連感染？と思われるかもしれませんが，今までお話した医療関連感染症は，カテーテル，人工呼吸器などのデバイスや手術といった侵襲的処置に起因する感染症でした。しかし，CDIは，侵襲的処置とは違う原因で起きるもので，実はある治療と密接な関係にある感染症なのです。何だと思いますか？

👩　う〜，う〜，う〜…。

🧑‍⚕️　それは，何と抗菌薬による治療なのです。

👩　えっ！抗菌薬が感染症を起こすんですか？

🧑‍⚕️　もちろん，抗菌薬が直接的に感染症を引き起こすわけではないのですが，結果的に感染症を起こしてしまうということなのです。

👩　結果的に…？

🧑‍⚕️　では，まずどうしてそのようなことが起こるかをお話していきます。

CDI 診療プロセス

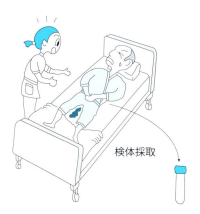

症状
- 下痢
  軽症・中等症：軽い下痢，水様性下痢，腹痛
  重症：血性下痢，激しい腹痛，腹部の圧痛，
      偽膜性腸炎，腸捻転，腸穿孔など
- 発熱
- 白血球上昇

検体採取

鑑別診断
- 細菌性腸炎（特にサルモネラ）
- 薬剤性腸炎
- 虚血性腸炎
- 炎症性腸疾患など

検査オーダー
- 便培養（嫌気性菌培養）
- 培養細胞毒性検査
- 便の CD 毒素の EIA 検査
- 便の CD 抗原の EIA 検査
- 便の CD 毒素の PCR 検査

クロストリジウム・ディフィシルの検出

初期治療

- 使用中の抗菌薬を中止する。
- 腸管運動を抑制する麻薬，塩酸ロペラミドカプセルを使用中の場合，中止する。
- 電解質補正を行う。

軽症〜中等症例
- メトロニダゾール
  または
- バンコマイシン

重症例
- メトロニダゾール
  ＋バンコマイシン
  ＋外科的治療

回復後 2 ヵ月間は再発に注意

再発例（再発率 20 〜 60％）
初回再発（初回治療と同様）
・メトロニダゾール＋バンコマイシン
複数回再発
・最後の手段として糞便細菌叢移植

Part 2　医療関連感染 vs 抗菌薬

1 クロストリジウム・ディフィシルとは

　クロストリジウム・ディフィシルは，偏性嫌気性グラム陽性桿菌で，ヒトの大腸に定着している腸内常在菌です。主な特徴としては菌体内に芽胞をつくること，毒素（CDトキシンA，B）を産生することがあげられます（図1）。それと何と言っても最大の特徴は，抗菌薬関連腸炎・下痢症を起こすということですね。

　芽胞をつくるからアルコール系の消毒薬に抵抗しちゃって感染対策がむずかしいんですよねぇ。

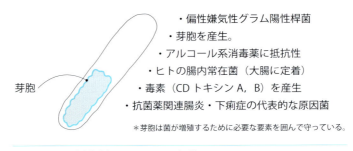

・偏性嫌気性グラム陽性桿菌
・芽胞を産生。
・アルコール系消毒薬に抵抗性
・ヒトの腸内常在菌（大腸に定着）
・毒素（CDトキシンA，B）を産生
・抗菌薬関連腸炎・下痢症の代表的な原因菌

＊芽胞は菌が増殖するために必要な要素を囲んで守っている。

図1　クロストリジウム・ディフィシル

　でもどうして抗菌薬に関連する腸炎・下痢症を起こすんですか？

　抗菌薬は，抗菌作用によって細菌感染症の原因菌を死滅させたり，増殖を抑制したりするものですが，実は同時にもともと私たちの腸内にいる常在菌群（腸内細菌叢）にも抗菌作用が及んでいるのです。つまり，抗菌薬を使うことによって，死なないでいてほしい細菌まで死滅させて

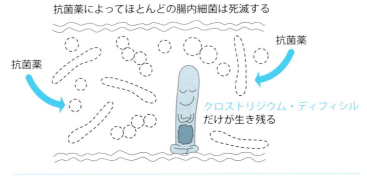

図2　抗菌薬による腸内細菌叢の攪乱

しまい，腸内の細菌バランスを乱してしまうことになるわけです（図2）。この現象はほとんどの抗菌薬でみられますが，特にペニシリン系抗菌薬，セフェム系抗菌薬，あるいはニューキノロン系抗菌薬で顕著であると言われています。

　よく抗菌薬を服用すると，お腹をこわす人がいますけど，あれのことですね。

　それです。

　健常者が抗菌薬を服用した場合，通常は腸内細菌叢への影響は少ないので，一時的にお腹の調子が悪くなる程度ですむのですが，入院患者さんの場合は，抗菌薬の投与によって腸内細菌叢の大半が死滅してしまうことがあります。しかし，そんな状況でも生き残る菌がいるんですね。そして生き残った菌がどんどん増えていって腸内の主役にとってかわるのです。これを菌交代症と言います（図3）。このように腸内で生き残って増殖する菌の代表がクロストリジウム・ディフィシルなのです。

　もちろん，抗菌薬を投与すれば，必ず菌交代症が起きてクロストリジウム・ディフィシルが増殖するというわけではありません。腸内に他の菌がいなくなってしまった後，クロストリジウム・ディフィシルは3つの経過をたどります。ひとつは，従来通り大人しく腸内に定着している。もうひとつは，定着せず消化管から排除される。そして最後のひとつが

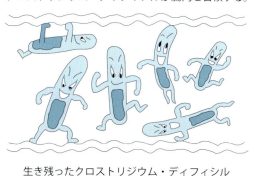

図3　菌交代症

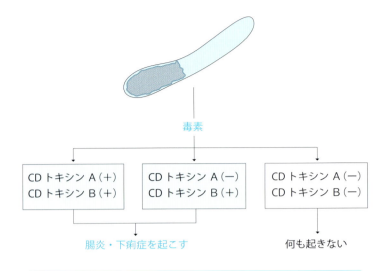

図4　クロストリジウム・ディフィシル毒素

　問題なのですが，腸内で増殖し，トキシンAやトキシンBといった毒素を産生して下痢症や腸炎を起こすのです（図4）。また腸炎の一部には大腸の壁に偽膜を形成するものがあり，これを偽膜性腸炎と言います。そしてこれらの下痢症や腸炎は，抗菌薬がきっかけとなっていることから，抗菌薬関連下痢症とか抗菌薬関連腸炎と呼ばれますが，その原因菌はクロストリジウム・ディフィシルなのです。

　クロストリジウム・ディフィシル，恐るべし！

　おまけにクロストリジウム・ディフィシルは糞便を介して周囲に伝播しますから，接触感染による伝播拡大の防止策も必要になってきますね。

　ますます恐るべし！接触予防策発令しなくちゃ！

　ここでちょっと検査についてお話したいと思います。CDIを疑ったら診断のために患者さんから糞便を採取し，便培養を検査室にオーダーします。クロストリジウム・ディフィシルは嫌気性菌ですから，便培養は嫌気培養という特殊な方法で菌を検出します。併せて毒素も検査します。下痢や腸炎を起こしている場合，毒素であるCDトキシンAとCDトキシンBの両方あるいはCDトキシンBのみが関与していますから，その検出を行います。本菌は嫌気性菌，芽胞形成菌，毒素産生菌という特性を持つため検査内容も他の一般細菌と比べて少々複雑です。したがって，検査オーダーの際には，クロストリジウム・ディフィシルの分離培養の

検査依頼であることを検査室にはっきり伝えておく必要があります。

それとCDトキシンの毒素検査についてひとつ付け加えますと，CDトキシンの毒素検査は診断をつけるために行うものだということです。この検査を治療効果の判定に用いてはいけません。治療効果の判定はあくまで臨床経過をみて行うものであり，CDトキシンをその判定材料にしてはいけないということを強調しておきたいと思います。

> クロストリジウム・ディフィシル（CD）感染症の診断検査
> ・便培養（嫌気性菌培養）
> ・培養細胞毒性検査
> ・便のCD毒素のEIA検査
> ・便のCD抗原のEIA検査
> ・便のCD毒素のPCR検査

 手間のかかる菌だこと。

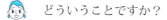 クロストリジウム・ディフィシル感染症（CDI）の概要

次にCDIの概要です。抗菌薬関連のCDIは，抗菌薬投与が開始されてから5〜10日後に発症することが多いとされていますが，投与初日に発症したり，投与終了後しばらく経ってから発症することもあります。主な症状は下痢や腹痛ですが，重症度によってその程度は様々です。恐らくベッドサイドでの最初の気づきは下痢症状だと思います。

ここでひとつ注目しておきたいのは，抗菌薬投与によって腸内細菌叢が破綻し，菌交代症でクロストリジウム・ディフィシルだけが腸内に残ったとしても必ずしも感染症を発症するわけではないということです。

どういうことですか？

腸内細菌叢が破綻して，CDIを起こす環境になったとしても，40〜60％は，無症候性のままただ定着しているだけの状態，つまりキャリアの状態になります。この場合は感染症を発症する確率は低いのですが，病原性をもったクロストリジウム・ディフィシルを保菌しているわけですから，他の患者さんに伝播しないよう感染防止策を行わなくてはなりません。

糞便なんかを介して周囲に広がってしまう危険性がありますからね。

👨 そういうことです。そして残りの40〜60％はCDIを発症します。症状としては，下痢，発熱，白血球上昇などがみられますが，鑑別疾患としてサルモネラ菌などによる細菌性腸炎のほか薬剤性腸炎なども検討しておく必要があります（表1）。

表1 CDIの臨床的特徴

臨床像	・抗菌薬療法を原因として出現する下痢症・腸炎。 ・セフェム系，広域ペニシリン系，クリンダマイシン，キノロン系の抗菌薬投与例でクロストリジウム・ディフィシル関連下痢症・腸炎を認める場合が多い。
症状	**下痢** 　下痢症状の程度は，軽症例から下血を伴う偽膜性腸炎といった重症例まで様々である。 　　軽症・中等症：軽い下痢，水様性下痢，腹痛，発熱 　　重症：血性下痢，激しい腹痛，腹部の圧痛，偽膜性腸炎，腸捻転，腸穿孔など 　　※偽膜は大腸粘膜に特徴的な黄白色の半球状隆起として認められる。偽膜形成が認められない炎症所見の症例も多い。 **発熱** 　約30％の症例に発熱を認める。 **白血球上昇** 　約50％の症例に白血球数増多を認める。 　低アルブミン血症を認める場合も多い。 　通常15,000前後。類白血病反応がみられることもある。 **再燃** 　約20％にみられる **鑑別診断** 　細菌性腸炎（特にサルモネラ），薬剤性腸炎，虚血性腸炎，炎症性腸疾患など

👨 腸炎や下痢症などの感染症を発症すれば治療ということになりますが，CDIには少々厄介な特徴があります。それは再発のリスクがあるということです。

 再発…。

👨 再発はCDIを発症したすべての患者さんに起こるわけではないのですが，65歳以上，抗菌薬の追加投与ありの場合が危険因子としてあげられています。また再発には再感染と再燃の2つがありますが，どちらも50％の確率で発症すると言われています。

❸ 初期治療

😀 さて，CDIへの対応ですが，そもそも抗菌薬の投与が関連して起きた感染症なわけですから，まずは使用中の抗菌薬があれば，ただちに中止しなくてはなりませんね。それと腸管運動を抑制する麻薬，塩酸ロペラミドカプセルなどを使用していれば，これらの薬剤も中止します。

通常は，抗菌薬を中止してから10日前後で症状が軽快してくるのですが，そのうちの約2割は，電解質の補正を行うのみで回復すると言われています。

> CDIの初期対応
> ・使用中の抗菌薬を中止する。
> ・腸管運動を抑制する麻薬，塩酸ロペラミドカプセルを使用中の場合，中止する。
> ・電解質補正を行う。

😊 電解質の補正で回復しない時はどうするんですか？

😀 その時は抗菌薬を使った治療になります。

😊 でもまた抗菌薬を使ってしまって大丈夫ですか？

😀 そうですね。抗菌薬に関連した感染症なのに抗菌薬で治療できるのかという疑問が浮かぶのは当然だと思います。でもダイジョウブですよ。この場合はクロストリジウム・ディフィシルだけをターゲットにした抗菌薬治療を行います。これができる抗菌薬はメトロニダゾールとバンコマイシンの2剤です。ただし，これらの抗菌薬による治療を開始するためには，次の2つの条件を満たしていなければなりません。

❶ クロストリジウム・ディフィシル関連下痢症・腸炎が細菌学的検査で確定している。
❷ 使用していた抗菌薬の中止にもかかわらず症状が軽快しない，あるいは現在使用中の抗菌薬を中止することが困難な場合（他の感染症の治療を中止できない）。

これらの条件を満たしていれば，メトロニダゾールあるいはバンコマイシンによる治療を開始します。ただし，バンコマイシンについては，バンコマイシン耐性腸球菌（VRE）に注意しながら使う必要があります。

では，処方例を紹介しましょう。

> **処方例**
>
> 軽症～中等症例
> - メトロニダゾール 1回 500mg 経口　1日3回・10～14日間
>   または
> - バンコマイシン 1回 125mg 経口　1日4回，10～14日間
>   ※バンコマイシンは静脈投与では腸管内への移行が悪いため経口投与で行う。経口投与困難な場合は胃管チューブ，注腸による投与も検討する。
>
> -------
>
> 重症例（白血球数＞15,000，治療開始時のクレアチニン≧50％増加など）
> - メトロニダゾール 1回 500mg 静注　8時間ごと ＋ バンコマイシン 1回 500mg　6時間ごと経管もしくは注腸投与
>
> 複雑性 CDI（中毒性巨大結腸症，腹膜炎，ショックなど）
> - 上記重症例の処方＋外科的治療
>
> ＊処方量は日本の保険適用量と異なる場合もあるため添付文書にてご確認下さい。

3 再発例の対応

　初期治療では原因菌がクロストリジウム・ディフィシルですから，選択すべき抗菌薬はバンコマイシンかメトロニダゾールというように決まってきますね。それと治療期間は最大14日間ですから，2週間までで治療は終了します。しかしこれで安心するのはちょっと早いのです。

　まだ何かあるんですか？

　抗菌薬によってバランスを失った腸内細菌叢は，元通りになるまでに約2～3ヵ月かかると言われています。したがって，その間は先ほどお話したクロストリジウム・ディフィシルによる感染症が再発しやすい状態にあるわけです。ですから，治療終了後2ヵ月間は，抗菌薬の使用にも，そして下痢症状にも注意しておく必要があるのです。

　再発したらどんな治療になるんですか？

　1回目の再発であれば，初期治療と同じ処方で行います。しかし，再発を何度も繰り返してしまうケースもあります。こうした複数回再発例に対しては，抗菌薬の処方では対応しきれないため治療は極めて困難となり，最終的に残された手段としては，糞便細菌叢移植といった腸内細菌叢をまるごと変えてしまう方法しかないと言われています。

> **処方例**
>
> 再発例（再発率 20〜60%）
> 　初回再発（初回治療と同様）
> 　● メトロニダゾール　1回 500mg 静注　8時間ごと ＋ バンコマイシン 1回 500mg 経口　6時間ごと経管もしくは注腸投与
> 　複数回再発
> 　● 最後の手段として糞便細菌叢移植
>
> ＊処方量は日本の保険適用量と異なる場合もあるため添付文書にてご確認下さい。

　便移植ですか！

　このように CDI は一旦発症すると実に厄介です。しかし，病院では患者さんに抗菌薬が必要な場面は数多くありますから，その数だけ CDI のリスクがあるわけです。したがって，抗菌薬の適切な使い方と糞便などを介した周囲への伝播防止の徹底が必要なのです。日頃の感染管理と感染症診療をうまくかみ合わせて対応していきたいですね。

　まさにおっしゃる通りですね。

　以上で医療関連感染と抗菌薬のお話は終わりです。抗菌薬と細菌の関係は，今や世界中で薬剤耐性菌という大きな問題を抱えています。細菌感染症の治療薬であるはずの抗菌薬が治療に使えないという極めて深刻な事態です。ですから，耐性菌を生まないための抗菌薬の適切な使い方と耐性菌を伝播させない感染防止策の徹底が両輪となってこの危機的状況を乗り越えていかなくてはならないのです。

　肝に銘じます。コーキン博士のお話，勉強になりました！

　あっ！そうそう。ハテナさんには病原微生物についてもっと勉強していただきたいので姉妹書の「おべんきょ病原微生物」（リーダムハウス刊）という本を推薦しておきますね。これも読んで頑張って勉強してください。ご健闘をお祈りします。では，私はこの辺で。またいつかお会いしましょう！

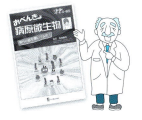

参考文献

- 森澤雄司 監修：おべんきょ病原微生物（感染管理おべんきょブックス1），2014，リーダムハウス
- 森澤雄司 監修：感染制御ポケペディア，2016，リーダムハウス
- 神谷　茂 他 監訳：ブラック微生物学 第3版，2014，丸善出版
- 中込　治・神谷　茂 編：標準微生物学，2015，医学書院
- 横田　健：Bacteriology & Antibiotics －微生物と抗生物質の基礎知識 第4版，1994，じほう
- 日本臨床微生物学会：血液培養検査ガイド，2013
- MRSA 感染症の治療ガイドライン作成委員会：MRSA 感染症の治療ガイドライン，日本化学療法学会・日本感染症学会，2013
- CDC：Management of multidrug-resistant organisms in healthcare settings, 2006. http://www.cdc.gov/hicpac/pdf/guidelines/MDRO Guideline2006.pdf
- サンフォード感染症治療ガイド 2016（第 46 版），ライフサイエンス出版
- 日本化学療法学会 PK/PD 検討委員会：抗菌薬の PK/PD ガイドライン．日本化学療法学会雑誌 Vol. 64（2）：139-151，2016
- 抗菌薬 TDM ガイドライン 2015：日本化学療法学会抗菌薬 TDM ガイドライン作成委員会，日本 TDM 学会 TDM ガイドライン策定委員会－抗菌薬領域－
- Leonard A. Mermel et al：Clinical Practice Guidlines for the Diagnosis and Management of Intravascular Catheter-Related Infection, 2009, Infectious Disease Society of America（IDSA）
- CDC：Guidelines for the Prevention of Intravascular Catheter-Related Infections, 2011. http://www.cdc.gov/hicpac /pdf/guidelines/bsi-guidelines-2011.pdf
- JAID/JSC 感染症治療ガイドライン 2015―尿路感染症・男性性器感染症―：日本感染症学会，日本化学療法学会 JAID/JSC 感染症治療ガイド・ガイドライン作成委員会 尿路感染症・男性性器感染症ワーキンググループ
- Hooton TM et al：Diagnosis, Prevention, and Treatment of Catheter-associated Urinary Tract Infection in Adults: 2009 International Clinical Practice Guidelines from the Infectious Diseases Society of America（IDSA）
- CDC：Guideline for Prevention of Catheter-Associated Urinary Tract Infections, 2009. http://www.cdc.gov/ncidod/dhqp/pdf/guidelines/CAUTI_Guideline2009final.pdf
- Solomkin JS, et al.：Clin Infect Dis 50: 133-164，2010
- Leffler DA, Lamont JT：N. Engl. J. Med. 372: 1539-1548，2015
- Andre C. Kalil et al：IDSA guideline, Management of Adults With Hospital-acquired and Ventilator-associated Pneumonia: 2016 Clinical Practice Guidelines by the Infectious Diseases Society of America and the American Thoracic Society．Clinical Infectious Diseases 1-51，2016
- JAID/JSC 感染症治療ガイドライン―呼吸器感染症―：日本感染症学会，日本化学療法学会 JAID/JSC 感染症治療ガイド・ガイドライン作成委員会 呼吸器感染症 WG
- 術後感染予防抗菌薬適正使用に関するガイドライン作成委員会編：術後感染予防抗菌薬適正使用のための実践ガイドライン，日本化学療法学会・日本外科感染症学会，2016
- JAID/JSC 感染症治療ガイドライン 2015―腸管感染症―：日本感染症学会，日本化学療法学会 JAID/JSC 感染症治療ガイド・ガイドライン作成委員会 腸管感染症ワーキンググループ

巻末資料

■略号

抗菌薬　略号；一般名（製品名）

- **ABPC**；アンピシリン（ビクシリン）
- **AMK**；アミカシン（アミカシン）
- **AMPC**；アモキシシリン（サワシリン）
- **AMPC/CVA**；アモキシシリン／クラブラン酸（オーグメンチン）
- **AZM**；アジスロマイシン（ジスロマック）
- **AZT**；アズトレオナム（アザクタム）
- **BIPM**；ビアペネム（オメガシン）
- **CAM**；クラリスロマイシン（クラリスなど）
- **CAZ**；セフタジジム（モダシン）
- **CEZ**；セファゾリン（セファメジン）
- **CFPM**；セフェピム（マキシピーム）
- **CL**；コリスチン（オルドレブ）
- **CLDM**；クリンダマイシン（ダラシン）
- **CMZ**；セフメタゾール（セフメタゾン）
- **CPFX**；シプロフロキサシン（シプロキサン）
- **CTM**；セフォチアム（パンスポリン）
- **CTRX**；セフトリアキソン（ロセフィン）
- **CTX**；セフォタキシム（セフォタックス）
- **DOXY**；ドキシサイクリン（ビブラマイシン）
- **DPT**；ダプトマイシン（キュビシン）
- **DRPM**；ドリペネム（フィニバックス）
- **EM**；エリスロマイシン（エリスロシン）
- **FMOX**；フロモキセフ（フルマリン）
- **GM**；ゲンタマイシン（ゲンタシン）
- **GRNX**；ガレノキサシン（ジェニナック）
- **IPM/CS**；イミペネム／シラスタチン（チエナム）
- **LVFX**；レボフロキサシン（クラビット）
- **LZD**；リネゾリド（ザイボックス）
- **MEPM**；メロペネム（メロペン）
- **MFLX**；モキシフロキサシン（アベロックス）
- **MINO**；ミノサイクリン（ミノマイシン）
- **MNZ**；メトロニダゾール（フラジール）
- **PAPM/BP**；パニペネム／ベタミプロン（カルベニン）
- **PCG**；ペニシリンG（ペニシリンG）
- **PZFX**；パズフロキサシン（パシル）
- **QPR/DPR**；キヌプリスチン／ダルホプリスチン（シナシッド）
- **SBT/ABPC**；スルバクタム／アンピシリン（ユナシン）
- **ST**；スルファメトキサゾール／トリメトプリム（バクタなど）
- **TAZ/PIPC**；タゾバクタム／ピペラシリン（ゾシン）
- **TEIC**；テイコプラニン（タゴシッド）
- **TGC**；チゲサイクリン（タイガシル）
- **TOB**；トブラマイシン（トブラシン）
- **VCM**；バンコマイシン（塩酸バンコマイシン）

その他の略号

- **AMP**；予防的抗菌薬投与
- **ASB**；無症候性細菌尿
- **ASC**；積極的監視培養
- **AUC**；血中濃度曲線下面積
- **BLNAR**；βラクタマーゼ非産生アンピシリン耐性
- **CAUTI**；カテーテル関連尿路感染
- **CDI**；クロストリジウム・ディフィシル感染症
- **CFU**；コロニー形成単位
- **CLABSI**；中心ライン関連血流感染
- **CLSI**；臨床検査標準化協会
- **CNS**；コアグラーゼ陰性ブドウ球菌
- **CRBSI**；カテーテル関連血流感染
- **CRE**；カルバペネム耐性腸内細菌科細菌
- **ESBL**；基質特異性拡張型βラクタマーゼ
- **GNC**；グラム陰性球菌
- **GNR**；グラム陰性桿菌
- **GPC**；グラム陽性球菌
- **GPR**；グラム陽性桿菌
- **HAI**；医療関連感染
- **MBL**；メタロβラクタマーゼ
- **MDRA**；多剤耐性アシネトバクター
- **MDRO**；多剤耐性菌
- **MDRP**；多剤耐性緑膿菌
- **MIC**；最小発育阻止濃度
- **MRSA**；メチシリン耐性黄色ブドウ球菌
- **PICC**；末梢静脈挿入式中心静脈カテーテル
- **PK/PD**；薬物動態／薬力学
- **PRSP**；ペニシリン耐性肺炎球菌
- **SSI**；手術部位感染
- **SUTI**；症候性尿路感染
- **TDM**；治療的薬物モニタリング
- **VAP**；人工呼吸器関連肺炎
- **VRE**；バンコマイシン耐性腸球菌
- **VRSA**；バンコマイシン耐性黄色ブドウ球菌

■系統別 抗菌薬の特徴（医療関連感染の主要原因菌のみ記載）

ペニシリン系抗菌薬

特徴	● 細胞壁合成阻害作用 ● 殺菌性 ● 時間依存性 ● βラクタム系抗菌薬

①ペニシリンG系

特徴	☞主にグラム陽性球菌をカバーする
製品	ペニシリンG（PCG；ペニシリンG） ※一般名（略号；商品名）で表示（以下同）

②アミノペニシリン系

特徴	☞グラム陽性菌のほかにグラム陰性桿菌（特に腸内細菌）もカバーする。βラクタマーゼ阻害薬との配合薬もある。
製品	アンピシリン（ABPC；ビクシリン） スルバクタム／アンピシリン（SBT/ABPC；ユナシン） 　⇒βラクタマーゼ阻害薬と合剤 アモキシシリン（AMPC；サワシリン） アモキシシリン／クラブラン酸（AMPC/CVA；オーグメンチン）

③抗緑膿菌用ペニシリン系

特徴	☞これまでのペニシリン系の抗菌スペクトルに加えて緑膿菌への抗菌活性が加わった。
製品	タゾバクタム／ピペラシリン（TAZ/PIPC；ゾシン） 　☞緑膿菌，βラクタマーゼ産生菌（MSSA，グラム陰性菌，嫌気性菌のバクテロイデス属）をカバーする。βラクタマーゼ阻害薬との合剤で医療関連感染（CRBSI，CAUTI，SSI，VAP）の初期治療・最適治療に用いられる。

セフェム系抗菌薬

特徴	● 細胞壁合成阻害作用 ● 殺菌性 ● 時間依存性 ● βラクタム系抗菌薬
分類	セフェム系抗菌薬の抗菌活性 　グラム陽性菌：第1世代＞第2世代＞第3世代 　グラム陰性菌：第3世代＞第2世代＞第1世代 　＊第4世代は第1世代＋第3世代

①第1世代セフェム系

特徴	☞グラム陽性菌ではMSSAはカバーするが，腸球菌はカバーできない。 ☞グラム陰性菌では腸内細菌（大腸菌，肺炎桿菌，プロテウス・ミラビリスなど）はカバーするが，緑膿菌はカバーできない。 ☞周術期の予防投与に使われることが多い。
製品	セファゾリン（CEZ；セファメジン）

②第2世代セフェム系

特徴	☞嫌気性菌のバクテロイデス属をカバーしているため，現在，臨床での使用は主に腹部手術の術前投与である。
製品	セフォチアム（CTM；パンスポリン） セフメタゾール（CMZ；セフメタゾン） フロモキセフ（FMOX；フルマリン）

③第3世代セフェム系

特徴	☞第1世代，第2世代に比べグラム陽性菌のカバーは低下するが，グラム陰性菌のカバーは改善される。 ☞腸球菌はカバーしないが，腸内細菌（大腸菌，肺炎桿菌，プロテウス・ミラビリスなど）はカバーする。 ☞嫌気性菌のバクテロイデス属はカバーしない。 ☞緑膿菌（感受性菌）にはセフタジジムのみカバーできる。
製品	セフトリアキソン（CTRX；ロセフィン） セフォタキシム（CTX；セフォタックス） セフタジジム（CAZ；モダシン）

④第4世代セフェム系

特徴	☞第1世代と第3世代の特徴を持つ広域スペクトルの抗菌薬。 ☞グラム陽性菌ではMSSAのカバーは改善されている。 ☞グラム陰性菌では，緑膿菌，腸内細菌（大腸菌，肺炎桿菌，プロテウス・ミラビリスなど）はカバーする。医療関連感染で問題となるSPACEとよばれる細菌群もカバーする。 ☞腸球菌や嫌気性菌のバクテロイデス属はカバーできない。 ＊SPACE；セラチア属（S），シュードモナス属（P），アシネトバクター属（A），シトロバクター属（C），エンテロバクター属（E）
製品	セフェピム（CFPM；マキシピーム）

カルバペネム系抗菌薬

特徴	●細胞壁合成阻害作用 ●殺菌性 ●時間依存性 ●βラクタム系抗菌薬 ☞グラム陽性菌から陰性菌まで広域スペクトルの抗菌薬。 ☞グラム陽性菌では，MSSA，溶連菌，肺炎球菌をカバーするが，腸球菌はメロペネムで耐性のため治療には使わない。 ☞グラム陰性菌では，腸内細菌（大腸菌，肺炎桿菌など），医療関連感染で問題となるSPACE, ESBL産生菌もカバーする。 ☞嫌気性菌のバクテロイデス属をカバーできる。 ☞MRSA，腸球菌，ステノトロフォモナス・マルトフィリアなどはカバーできない。
製品	イミペネム／シラスタチン（IPM/CS；チエナム） メロペネム（MEPM；メロペン） ドリペネム（DRPM；フィニバックス） パニペネム／ベタミプロン（PAPM/BP；カルベニン） ビアペネム（BIPM；オメガシン）

モノバクタム系抗菌薬	
特徴	☞緑膿菌を含むグラム陰性桿菌のみカバーする。 ☞グラム陽性菌（MSSA，腸球菌など）や嫌気性菌のバクテロイデス属はカバーできない。
製品	アズトレオナム（AZT；アザクタム）

アミノグリコシド系抗菌薬	
特徴	●タンパク質合成阻害作用 ●殺菌性 ●濃度依存性
	☞グラム陰性桿菌をカバーする。緑膿菌の治療では併用で用いる。 ☞腸内細菌（大腸菌，肺炎桿菌，プロテウス・ミラビリスなど），医療関連感染で問題となるいわゆる SPACE をカバーするが，腸球菌には耐性。 ☞嫌気性菌のバクテロイデス属，MRSA などのグラム陽性菌はカバーできない。
製品	ゲンタマイシン（GM；ゲンタシン） トブラマイシン（TOB；トブラシン） アミカシン（AMK；アミカシン）

グリコペプチド系抗菌薬	
特徴	●細胞壁合成阻害作用 ●静菌性 ●時間依存性
	☞MRSA，メチシリン耐性コアグラーゼ陰性ブドウ球菌，アンピシリン耐性腸球菌など他のグラム陽性球菌もカバーする。 ☞血中濃度(トラフ値)を測定して用量を調整する必要がある。
製品	バンコマイシン（VCM；塩酸バンコマイシン） テイコプラニン（TEIC；タゴシッド）

オキサゾリジノン系抗菌薬	
特徴	☞MRSA やバンコマイシン耐性腸球菌（VRE）による感染症に用いる。
製品	リネゾリド（LZD；ザイボックス）

ストレプトグラミン系抗菌薬	
特徴	☞バンコマイシン耐性腸球菌（VRE）の治療薬として有効。
製品	キヌプリスチン・ダルホプリスチン（QPR/DPR；シナシッド）

リポペプチド系抗菌薬	
特徴	☞MRSAの治療薬として有効である。
製品	ダプトマイシン（DPT；キュビシン）

ポリペプチド系抗菌薬	
特徴	☞βラクタム系，キノロン系，アミノグリコシド系の3系統の抗菌薬に耐性を示す感染症の場合にのみ使用する。 ☞多剤耐性菌（多剤耐性緑膿菌，多剤耐性アシネトバクター属）の治療薬として推奨される。
製品	コリスチン（CL；オルドレブ）

リンコマイシン系抗菌薬	
特徴	●タンパク質合成阻害作用 ●静菌性 ☞グラム陽性菌と嫌気性菌をカバーする。 ☞グラム陰性菌はカバーできない。
製品	クリンダマイシン（CLDM；ダラシン）

ニューキノロン系抗菌薬	
特徴	● DNA合成酵素阻害作用 ●殺菌性 ●濃度依存性 ☞緑膿菌をはじめとするグラム陰性菌をカバーできる。 ☞グラム陽性菌のカバーは十分ではない。 ☞肺炎球菌にはレスピラトリーキノロンがカバーできる。 ☞マイコプラズマ属，クラミジア属，レジオネラ属をカバー。 ☞嫌気性菌のバクテロイデス属はカバーできない。
製品	シプロフロキサシン（CPFX；シプロキサン） レボフロキサシン（LVFX；クラビット） パズフロキサシン（PZFX；パシル，パズクロス） モキシフロキサシン（MFLX；アベロックス）（経口） ガレノキサシン（GRNX；ジェニナック）（経口）

マクロライド系抗菌薬	
特徴	●タンパク質合成阻害作用 ●静菌性 ☞現在，臨床での使用は経口薬（クラリスロマイシン，アジスロマイシン）が主流で，主にマイコプラズマ属，クラミジア属に対して使われている。
製品	エリスロマイシン（EM；エリスロシン） クラリスロマイシン（CAM；クラリス，クラリシッド）（経口） アジスロマイシン（AZM；ジスロマック）（経口）

テトラサイクリン系抗菌薬		
特徴	●タンパク質合成阻害作用 ●静菌性	
	☞グラム陽性菌，グラム陰性菌とも近年，耐性化傾向にあるため臨床では使用しにくい状況にある。 ☞マイコプラズマ属，クラミジア属，レジオネラ属をカバーできる。 ☞嫌気性菌はカバーできない。	
製品	ミノサイクリン（MINO；ミノマイシン） ドキシサイクリン（DOXY；ビブラマイシン） チゲサイクリン（TGC；タイガシル）	

メトロニダゾール	
特徴	☞クロストリジウム・ディフィシルの第一選択。 ☞嫌気性菌のバクテロイデス・フラジリスの第一選択薬。 ☞嫌気性菌以外のグラム陽性菌，陰性菌のカバーはない。 ☞寄生虫治療薬（アメーバ赤痢，トリコモナス，ジアルジアなど）
製品	メトロニダゾール（MNZ；フラジール）

ST合剤	
特徴	☞現在の臨床では，ニューモシスティス・イベロチとカルバペネム耐性のステノトロフォモナス・マルトフィリアの第一選択に限定した使用となっている。
製品	スルファメトキサゾール／トリメトプリム（SMX/TMP；バクタ，バクトラミン）

■抗菌薬の副作用

系統別 抗菌薬	副作用	
ペニシリン系	アレルギー反応	アナフィラキシーショック，発熱，発疹など
	肝障害	GOT，GPTの上昇
	腎障害	急性間質性腎炎
	血液障害	顆粒球減少症，血小板減少，溶血性貧血，再生不良性貧血
	消化器障害	食欲不振，嘔気，嘔吐，下痢，出血性大腸炎
	中枢神経障害	頭痛，けいれん
セフェム系	アレルギー反応	アナフィラキシーショック，発熱，間質性肺炎
	肝障害	GOT，GPTの上昇
	腎障害	急性間質性腎炎
	血液障害	顆粒球減少症，血小板減少，溶血性貧血など
	消化器障害	食欲不振，嘔気，嘔吐，下痢
	その他	アンタビュース作用，ビタミンK欠乏症
カルバペネム系	アレルギー反応	アナフィラキシーショック，発熱，発疹など
	肝障害	GOT，GPTの上昇
	腎障害	薬剤アレルギー
	血液障害	顆粒球減少症，血小板減少，溶血性貧血など
	消化器障害	食欲不振，嘔気，嘔吐，下痢
テトラサイクリン系	アレルギー反応	間質性肺炎
	中枢神経障害	脳圧亢進，めまい
	神経障害	前庭・聴覚障害，神経筋遮断作用
	光毒性	光線過敏症
	骨・歯の発育障害	
アミノグリコシド系	肝障害	GOT，GPTの上昇
	腎障害	急性尿細管壊死
	神経障害	前庭・聴覚障害，神経筋遮断作用
キノロン系	中枢神経障害	けいれん，めまい，不眠
	光毒性	交戦過敏症
	その他	黄紋筋融解症
クロラムフェニコール	中枢神経障害	精神症状
	神経障害	末梢神経障害
マクロライド系	アレルギー反応	発疹
	肝障害	胆汁うっ滞型肝障害
	血液障害	好酸球増多，好中球減少
	消化器障害	悪心，嘔吐，下痢
グリコペプチド系	アレルギー反応	発疹，発熱
	血液障害	好中球減少
	消化器障害	悪心，嘔吐
	腎障害	
	その他	Red man症候群
ST合剤	アレルギー反応	発疹
	血液障害	貧血，血小板減少，顆粒球減少

索引

ア行

アシネトバクター・バウマニ　62
アズトレオナム　88, 92
アミカシン　65, 73, 88, 92
アミノグリコシド系抗菌薬　44
アルベカシン　63
アンチバイオグラム　34, 35
アンピシリン　76, 85
易感染状態　17
イミペネム／シラスタチン　76, 85, 86
医療関連感染　8, 9, 10, 24
エビデンス　13
エンピリック・セラピー　17, 18, 61, 91
黄色ブドウ球菌　62, 66
汚染創　78, 79

カ行

核酸合成阻害薬　50, 53, 54
喀痰培養　17
カテーテル関連血流感染　57, 68, 70
化膿創　78, 79
芽胞　24, 96
カルバペネム系抗菌薬　44
カルバペネム耐性腸内細菌科細菌　30, 36, 39, 72
カルバペネム分解酵素　37
カンジダ属　62, 64, 66, 85
感受性　29, 30, 31
感染経路　63
感染症診療　14
感染創　78, 79
鑑別診断　15
基質特異性拡張型βラクタマーゼ　36, 37, 67
　　―産生菌　38
基礎疾患　15, 71
キノロン耐性菌　71, 72
偽膜性腸炎　98
急性腹症　85
狭域スペクトル　20, 26, 27
菌血症　19, 57
菌交代症　20, 97, 99
グラム陰性桿菌　24
グラム陰性菌　22, 25, 26, 62, 71, 73, 91, 92

グラム染色　15, 23, 25, 26
グラム陽性菌　22, 25, 26, 62, 91, 92
クロストリジウム・ディフィシル　8, 95, 96, 97, 99
　　―感染症　9, 94
経験的治療　18
血液培養　16, 58, 66
血中濃度　45
血流感染　9, 16, 57, 60
下痢症　98, 101
嫌気性菌　22, 25, 26, 85, 86
嫌気培養　23, 98
嫌気ボトル　16
ゲンタマイシン　73
コアグラーゼ陰性ブドウ球菌　62
抗 MRSA 薬　63, 92
広域スペクトル　18, 26, 27, 73
高カロリー輸液　64
好気ボトル　16
抗菌スペクトル　18, 22, 27
抗菌薬　9, 10, 12, 18, 44, 53, 77, 78, 79, 80, 83, 94, 97, 101
　　―関連下痢症　96
　　―関連腸炎　96
コリスチン　88, 92
コンタミネーション　16, 17, 19, 66

サ行

再感染　100
細菌　23, 25, 52
　　―感染症　12
　　―尿　70, 72
最小発育阻止濃度　32, 33, 42
再燃　100
再発　100
　　―例　95, 102
細胞質膜障害薬　50, 53, 54
細胞壁合成阻害薬　50, 53
殺菌作用　51, 54
時間依存性　43, 44
シプロフロキサシン　73, 76, 85, 86, 88, 92
静菌作用　51, 55
周術期　83
手術部位感染　75

術後　82, 83
術前　82, 83
術中　82, 83
準清潔創　78, 79
常在菌　77, 78, 81, 90, 96
　　―叢　80
初期治療　17, 58, 61, 69, 73, 91, 95, 101
腎機能障害　46
人工呼吸器関連肺炎　87
人工呼吸器関連気管気管支炎　93
清潔創　78, 79
セファゾリン　82
セフェピム　65, 73, 76, 85, 88, 92
セフェム系抗菌薬　44
セフタジジム　73
セフトリアキソン　67
セラチア・マルセッセンス　62
選択毒性　55, 56
早期発症型 VAP　89, 90, 91

タ行

耐性　29, 30, 31, 36
　　―菌　9, 20, 27, 28, 30, 71, 83
大腸菌　62, 71, 72
多剤耐性アシネトバクター　30, 36, 39
多剤耐性菌　24, 30, 35, 63
多剤耐性緑膿菌　30, 36, 38
タゾバクタム／ピペラシリン　27, 65, 73, 76, 85, 86, 88, 92
ダプトマイシン　27, 63, 65, 67
単純性尿路感染症　71
胆道系感染症　86
蛋白合成阻害薬　50, 53, 55
蛋白質　52
中間尿　17
中心静脈カテーテル　57, 59
腸炎　95, 98, 101
腸球菌　62, 72
腸内細菌科細菌　23, 24, 85, 86
腸内細菌叢　96, 97, 99
治療的薬物モニタリング　48
テイコプラニン　27, 63
デ・エスカレーション　20
適応菌種　29
テトラサイクリン系抗菌薬　44
デバイス　8

電解質補正　101
投与期間　82
毒素　98
トラフ値　47
ドリペネム　67

ナ行

ニューキノロン系抗菌薬　44
尿培養　17, 69
尿路感染症　9, 68, 71
濃度依存性　43, 44

ハ行

肺炎　9
　　―桿菌　62, 72
敗血症　16
培養　15
　　―結果　19
バクテロイデス属　85, 86
パズフロキサシン　73
発熱　15
晩期発症型 VAP　89, 90, 91
バンコマイシン　27, 63, 65, 66, 67, 88, 92, 95, 101, 102, 103
　　―耐性黄色ブドウ球菌　36, 65
　　―耐性腸球菌　36, 38, 72
ピーク値　47
微生物学検査　15
皮膚常在菌　62
標的治療　19, 20, 58, 66, 69
複雑性尿路感染症　71
ブドウ糖発酵性　24
ブドウ糖非発酵性　24
フルコナゾール　76, 85
ブレイクポイント　33, 34
ペニシリン系抗菌薬　27, 44
ペニシリン耐性肺炎球菌　36
ペプチドグリカン　53
便培養　95, 98
ホスホマイシン　44
ポリペプチド系抗菌薬　44

マ行

マクロライド系抗菌薬　44
ミカファンギン　65, 76, 85
無症候性細菌尿　72

メタロβラクタマーゼ　36
　—産生菌　38
メチシリン耐性黄色ブドウ球菌　30, 36, 38, 63
メトロニダゾール　76, 85, 86, 95, 101, 102, 103
メロペネム　67, 73, 76, 85, 88, 92
モノバクタム系抗菌薬　44

ヤ行
薬剤感受性試験　32
薬剤感受性パターン　31, 34
薬剤耐性菌　29
薬物動態　41, 42, 45
薬力学　41, 42, 45
葉酸合成阻害薬　50, 53, 55
予防投与　76, 77, 78, 79, 80, 82

ラ行
リネゾリド　27, 63, 88, 92
リボソーム　56
緑膿菌　62, 72, 85, 88, 91, 92
臨床診断　15
レボフロキサシン　76, 85

A
AUC　45

B
βラクタマーゼ　37
βラクタム薬　92

C
CAUTI　68, 71, 73
CDI　94, 99, 100
CDトキシン　96, 98, 99

CLSI　33, 34
Cmax　45
CNS　62
CRBSI　57, 58, 59, 60, 63, 66
CRE　30, 36, 39
CVC　57

E
ESBL　36, 38
　—産生菌　67, 71, 72

H
HCAP　87

M
MBL　36, 38
MDRA　30, 36, 39
MDRP　30, 36, 38
MIC　32, 33, 42
MRSA　27, 30, 36, 38, 63, 64, 88, 91, 92

P
PD（pharmacodynamics）　41, 42, 45
PK（pharmacokinetics）　41, 42, 45
PK/PD　40, 46
PRSP　36

S
SPACE　23, 24
SSI　75, 77, 78, 84

T
TAM　45
TDM　48

V
VAP　87, 89
VAT　93
VRE　36, 38
VRSA　36, 65

リーダムハウスの出版物

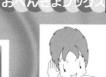

おべんきょ 病原微生物
彼らの話も聞いてみた！

感染管理 おべんきょブックス 1

監修　森澤雄司
自治医科大学附属病院・感染制御部長，准教授
感染症科（兼任）科長・総合診療内科（兼任）副科長

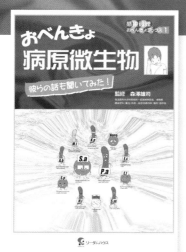

微生物が自らを語る 新感覚のおべんきょブック

おもな内容

医療現場で覚えておきたい 病原微生物 MAP
プロローグ：昔の名前で出たいのよ
1. 人間さんとオレたち　オレたち目線で考えてみよう
2. 「感染」とか「感染症」とか言ってるけど…
3. オレたちを拒む人間さんの免疫あれこれ
4. オレたちが犯人にされる場所　感染症が起きる部位
5. 敵を知る前にまずは己から〜染められ，増やされ，覗かれてェ
6. オレたちの宿敵！コウキンヤク〜
    ①どんな攻め方してくるの？
    ②これ以上は育ちましぇ〜ん！−MIC
    ③敵もさるもの−PK/PD
    ④そりゃ，こっちだって耐えますよ！
7. 擦られて，流されて ショウドクヤク〜
8. オウさん，リョクさんの病院探訪
9. 異種混合公開討論会
    「オレたちを拒絶する感染予防策を考える」
10. インドア・アウトドアトーク
エピローグ：最初で最後の電話トーク
医療関連感染の主な病原細菌一覧

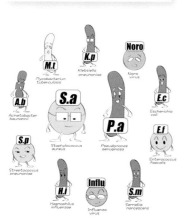

定　価：本体 2,500 円＋税
判　型：B5 判　112 頁（2 色刷）
ISBN978-4-906844-05-0 C3047 ￥2500E

発行所　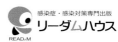

感染管理おべんきょブックス❷

おべんきょ抗菌薬 医療関連感染と抗菌薬のお話

2017年3月1日　初版発行

監修者　森澤雄司
発行者　多賀友次

定　価　（本体 2,700 円＋税）

発行所　株式会社 リーダムハウス
　　　　〒 464-0841　名古屋市千種区覚王山通 8-48　セゾン覚王山 206 号
　　　　TEL 052-753-7675　FAX 052-753-7681　www.readam.co.jp

Ⓒ READaM HOUSE 2017 Printed in Japan
印刷・製本　株式会社 シナノ
ISBN978-4-906844-13-5 C3047　　　　　　　　乱丁・落丁の場合はおとりかえします。

- 本書の複製権・翻訳権・上映権・譲渡権・公衆送信権（送信可能化権を含む）は株式会社リーダムハウスが保有します。
- JCOPY ＜(社)出版者著作権管理機構 委託出版物＞
- 本書の無断複写は著作権法上での例外を除き禁じられています。複写される場合は，そのつど事前に，（社）出版者著作権管理機構（電話 03-3513-6969，FAX 03-3513-6979，e-mail：info@jcopy.or.jp）の許諾を得てください。